食事療法 はじめの一歩シリーズ

肝臓の数値が異常といわれたら

脂肪肝・NASH（ナッシュ）・アルコール性肝炎の安心ごはん

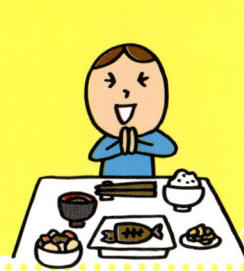

女子栄養大学出版部

食事療法を始めるかたへ

採血検査で肝機能が悪いとか、低下していると指摘されたあなた。「最近、体がだるく、あまり疲れがとりきれない」「昼ごはんを食べると、眠くなってしょうがない」「最近太ってきて、なんだか不調だ」——そんなふうに感じていませんか。

そんな人に、ぜひ読んでいただきたいのが本書です。脂肪肝は、けっして恐ろしい病気ではありませんが、逃げていては、いつまでたってもよくなりません。そして、肝臓病だけではなく、心筋梗塞などの心疾患や、脳卒中などによる死亡につながりやすいのも、脂肪肝が長く続いている人なのです。

肝機能が悪いといわれたけれど、なにをどのくらい食べればいいのかわからない……

▶この本では、脂肪肝を改善するための食事について、くわしく具体的に解説しています。献立例も豊富に掲載していますので、初めて食事療法にとり組む人にも最適です。

食べることがいちばんの楽しみ。がまんばかりの食事はいやだ！

▶食事療法は、長く続けることが最もたいせつです。この本では、エネルギーや脂質、塩分を控えながら、おいしさも重視したレシピをたくさん紹介しています。無理なく食事を楽しみながら、脂肪肝の改善にとり組んでください。

肥満を解消すれば脂肪肝も改善できるといわれた

▶肥満はさまざまな生活習慣病のもと。もちろん、脂肪肝も例外ではありません。この本を参考にして、食生活の見直しと適度な運動を行い、肥満を解消しましょう。

おすすめです

このような体の状況を生み出してしまっています。食生活、運動、飲酒、ストレス、喫煙など、さまざまな生活習慣の偏りが、脂肪肝が長く続いている人なのです。

じつは、健康によい食事をと毎日心がけていながら、高たんぱく・高脂肪の食事になり、食べすぎになっていることもあります。それは、情報がうま

この本は、こんな人に

健康によいものをたくさん食べているのに、脂肪肝になってしまった……

▼健康のためにと多くの食品をとることが食べすぎにつながり、逆に脂肪肝の原因となっている可能性もあります。この本を読んで、食事の内容を改めて見直してみてください。

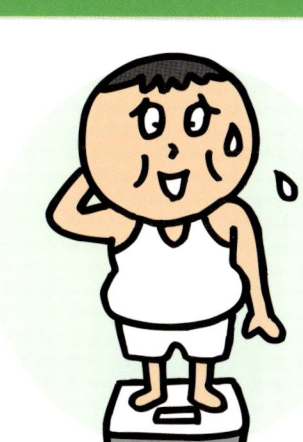

食生活のどこを直せばいいのか、ピンとこない

▼巻末に、毎日の食事を記録するためのページがついています。まずは、自分の食べたものを記録してみましょう。食べすぎや栄養バランスの偏りに気づく助けになります。

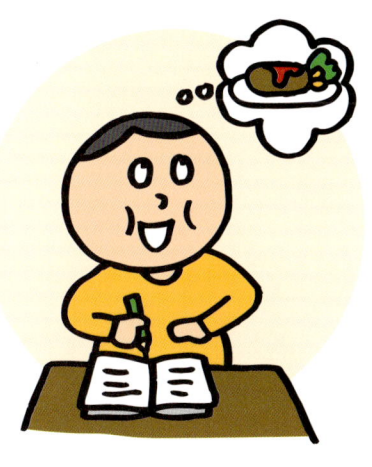

く伝わっていないからです。本書を読んで、一度自分の持つ健康によい食事のイメージを問い直してみてほしいと思います。

現代社会では、いつの間にかたくさんの脂肪や糖分をとりすぎることになりやすいものです。現代の食生活に関する知識や情報もたいせつです。

食べても、食べても、食べるだけおなかがすいてしまう人もいます。こんな人は、プチ断食に挑戦するなど、思いきって食べない環境に飛び込んでみることも必要です。お酒でいえば、アルコール依存症のようなものですから、うまく抜け出すふうも必要です。

どんなタイプにあたるかは、人によってそれぞれでしょうが、脂肪肝になったときに必要と思われる情報を本書に詰め込みました。まずは、できそうなことから、第一歩を踏みだしてみてください。

慶應義塾大学看護医療学部教授
加藤眞三

CONTENTS

この本は、こんな人におすすめです……2

第1章 脂肪肝って、どんな状態？ どこが問題？

病気の基礎知識
① 肝臓の数値が異常といわれたら……8
② 「脂肪肝」って、どんな状態なの？……10
③ 脂肪肝を改善するには？……12

食事のポイント
① 「バランスのよい食事」って、どんなもの？……14
② だいじょうぶ!? あなたの食生活①……16
③ だいじょうぶ!? あなたの食生活②……18
④ 脂質と塩分のとりすぎにご用心……20
⑤ 炭水化物は適切な量をとる……22
⑥ NASH（ナッシュ）の人は、鉄制限を……24
⑦ アルコール性肝炎の人は、お酒の量を調節……26

生活習慣のポイント
① なにを食べるかだけでなく、食事の仕方もたいせつ……28
② 外食・中食をじょうずに利用①……30
③ 外食・中食をじょうずに利用②……32
④ 適度な運動で、脂肪肝を撃退！……34

◆ 教えて！ 脂肪肝 Q&A ……36

第2章 「バランスよく適量」がキーワード！ 脂肪肝にやさしい食事

「バランスよく適量」って、どういうこと？……40

バランスのよい一日の献立（朝食・昼食・夕食）……42

［主食］って、なにをどれくらい食べたらいいの？……46
［主菜］って、なにをどれくらい食べたらいいの？……48
［副菜］って、なにをどれくらい食べたらいいの？……50

昼食が外食だったときのヘルシータ食献立

［ヘルシータ食献立①］昼食に牛丼を食べたら……？……52
・低エネルギーで野菜たっぷり献立
［主菜差しかえ］カジキとパプリカのいため物……55

［ヘルシータ食献立②］昼食に豚カツ定食を食べたら……？……56
・ノンオイル調理で脂質控えめ献立
［主菜差しかえ］アジのアクアパッツァ……59

［ヘルシータ食献立③］昼食にラーメンを食べたら……？……60
・野菜もしっかり塩分控えめ献立
［主菜差しかえ］厚揚げの野菜あんかけ……63

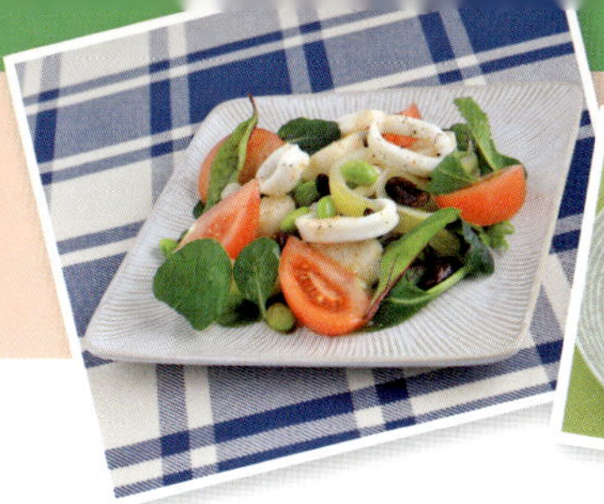

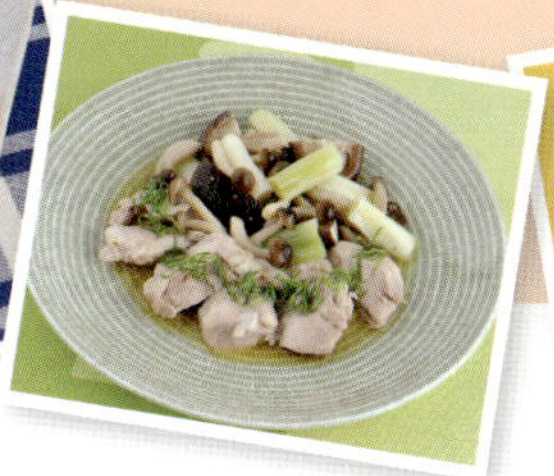

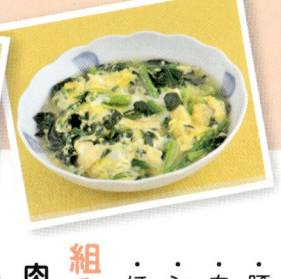

1品これだけ朝食

- ミートソースのピザトースト……64
- 野菜ジュースのリゾット……65
- 野菜たっぷりお好み焼き……66
- ツナトースト／サケときゅうりの混ぜずし……67

主食＋1品で朝食

- 豚肉とコロコロ野菜の具だくさんスープ……68
- 白菜のクリームスープ／里芋入り納豆汁……69
- シラスと三つ葉入り卵焼き／サケのマリネ風……70
- ほうれん草の卵とじ……71

組み合わせて食べる単品料理

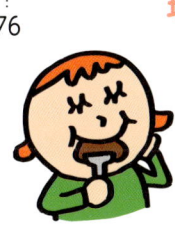

肉の主菜

- 鶏肉ときのこの和風マリネ……72
- 鶏肉のごまみそ焼き……74
- 牛肉のオイスターソースいため……75
- 豚肉のパン粉ソテー……77

魚の主菜

- タラのパン粉焼き ヨーグルトソース……78
- アジの南蛮揚げ……80
- シーフードのワイン蒸し……81
- エビのカレーヨーグルト煮……82

野菜たっぷりの副菜

- 大根とわかめのサラダ／キャベツとコーンのサラダ……84
- 青梗菜のホタテあんかけ……86

1品でバランスがとれるどんぶり・めん類

- ふろふき大根 ゆずみそかけ／小松菜とまいたけの煮浸し……87
- ラタトゥイユ……88
- そら豆のベーコンコンソテー／もやしとにらの卵とじ……89
- 小かぶと油揚げの煮物……90
- カリフラワーのスープ煮／白菜とさやえんどうのみそ汁……91
- きのこ入り親子丼……92
- 簡単ビビンバ……93
- アサリのショートパスタ……94
- ピリ辛冷やし中華……95
- 三色ごはん……96
- 中華丼……97

作りおきできる小さなおかず

- なすとじゃこの煮物……98
- わかめと切り干し大根のいり煮／竹の子とふきのおかか煮……99
- ぜんまいのいり煮……100
- 五目豆カレー風味／簡単コールスローサラダ……101

◆ 組み合わせて作るお弁当

- 混ぜずしでカラフル弁当……102
- 魚と野菜でボリューム弁当……103

組み合わせて作る毎日の献立集……104

栄養成分値一覧……110

付録 メモして改善！ 脂肪肝撃退手帳……113

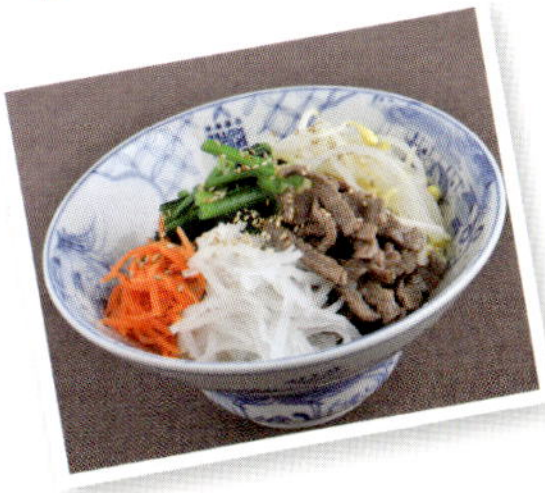

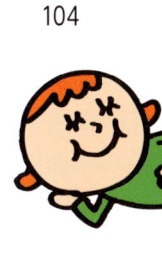

本書の使い方

レシピについて

献立作りのヒントになる組み合わせ例
主菜や副菜をどのように組み合わせればバランスのよい献立になるか、具体的な献立例を紹介しています。

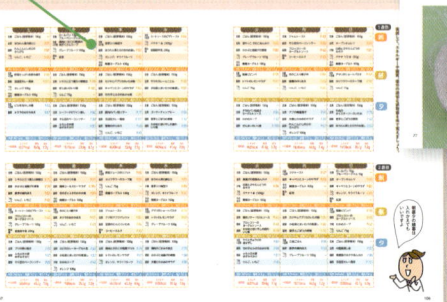

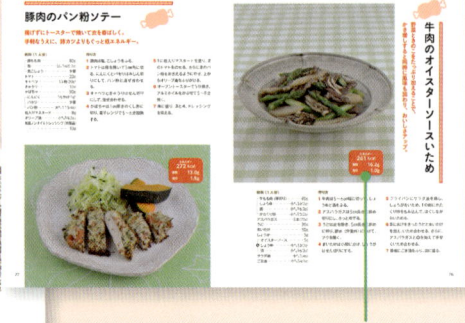

料理ごとに栄養成分を表示
エネルギー、脂質、塩分の量を表示してあります。一日の摂取目標を意識して献立を立てましょう。

- 食品（肉、魚介、野菜、くだものなど）の重量は、特に表記がない場合は、すべて正味重量です。正味重量とは、皮、骨、殻、芯、種など、食べない部分を除いた、実際に口に入る重量のことです。
- 材料の計量は、標準計量カップ・スプーンを使用しました。大さじ1＝15㎖、小さじ1＝5㎖、ミニスプーン1＝1㎖、1カップ＝200㎖が基準です。
- フライパンはフッ素樹脂加工のものを使用しました。
- 電子レンジは、600Wのものを使用しました。お使いの電子レンジのW数がこれより小さい場合は加熱時間を長めに、大きい場合は短めにしてください。
- 調味料は特に表記のない場合は、塩＝精製塩（食塩 小さじ1＝6g）、砂糖＝上白糖、酢＝穀物酢、しょうゆ＝濃い口しょうゆ、みそ＝淡色辛みそや赤色辛みそを使っています。
- だしはこんぶやカツオ節、鶏がらなどでとったもの、スープは市販のスープのもとを分量の湯でといたものです。

そのほかの表記について

脂質と脂肪

「脂質」と「脂肪」に明確な違いはありませんが、「脂肪」は食べ物に含まれる中性脂肪を、「脂質」は中性脂肪にコレステロールなどを含めたものを指す場合が多く見られます。本書では、栄養素を表す場合は「脂質」とし、「低脂肪」「高脂肪」「乳脂肪」などの一般的によく耳にする言葉には、「脂肪」を用いています。

エネルギーとカロリー

エネルギーの量を表す単位がカロリー（cal）。1ℓの水を1℃上げるのに必要なエネルギー量が1kcalです。本書では、基本的にカロリー表記ではなく、「エネルギー」「エネルギー量」と表記しています。

塩分とは

「塩分」とは、食塩相当量のこと。本書で「塩分量」として表記している重量は、食塩相当量（g）です。これは、食品に含まれるナトリウム量（mg）を合算した値に2.54を掛けて1000で割ったもの。たとえばナトリウム量2200mgの食品の場合は、2200×2.54÷1000≒5.6gとなります。

> 第1章

脂肪肝って、どんな状態？どこが問題？

「健康診断で脂肪肝といわれたけど、悪い病気じゃないからだいじょうぶだろう」
そんなふうに思っていませんか？
脂肪肝は、食事や生活習慣を見直す必要がありますよ、という肝臓からのサイン。
放置してそのままの生活を続けていると、
肝硬変や肝がんにまで進行してしまうケースもあるのです。
まずは、脂肪肝とはどんな状態のことを指すのか、
どのように改善すればよいのか、正しく知ることから始めましょう。

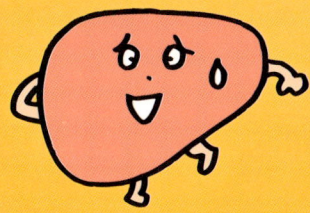
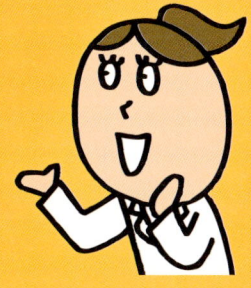

病気の基礎知識 1

肝臓の数値が異常といわれたら……

検査数値、まずはここをチェック！

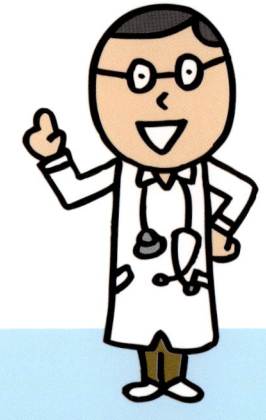

AST（GOT）
基準値：10〜35U/L

ALT（GPT）
基準値：5〜30U/L

どちらも肝臓に多く含まれている酵素で、肝臓の細胞がこわされると血液中に漏れ出すため、数値が高くなる。基準値以上の場合、肝機能の異常が疑われる。

アルコール性の脂肪肝では　AST ＞ ALT
肥満による脂肪肝では　AST ＜ ALT

γ-GTP
基準値：50U/L 以下（男性）
　　　　30U/L 以下（女性）

アルコールを飲みすぎると数値が高くなる。AST、ALTとセットで数値が高い場合は、脂肪肝やアルコール性肝炎が疑われる。薬の影響で数値が上がることもある。

基準値との大幅な差や急な変化には要注意

検診で「肝機能異常」と診断される人が、近年増加しています。検査で異常が見つかる項目として、肝機能検査はつねに第1位か第2位。職場健診で約15％、人間ドックでは30％以上の人に異常が見つかります。

血液検査の中に肝機能検査の項目があり、AST、ALT、γ-GTPなどが測定されます。その数値が基準値からはずれているときに、肝機能異常と判断されます。

基準値は、健康な人の95％が入る範囲として決められるため、健康な人でも5％は基準値から少々はずれていることがあります。問題は、基準値との差が大きいときや、去年まで正常だった数値が異常になった場合です。

数値に異常があったら、くわしい検査を

CT検査、MRI検査

どちらも、特殊な機械で体の輪切り画像を作成して体の内部を観察する検査。MRI検査では、場合によってはCT検査よりさらにくわしい情報を得ることもできます。

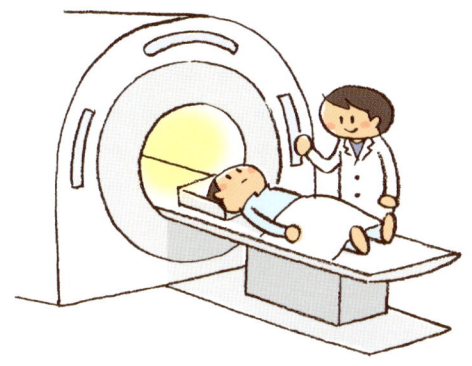

腹部エコー（腹部超音波検査）

体の表面に超音波を発信する装置を当て、肝臓を観察します。太っている人は脂肪で肝臓が見づらいことがあるので、CTなどほかの検査もあわせて行うことが重要です。

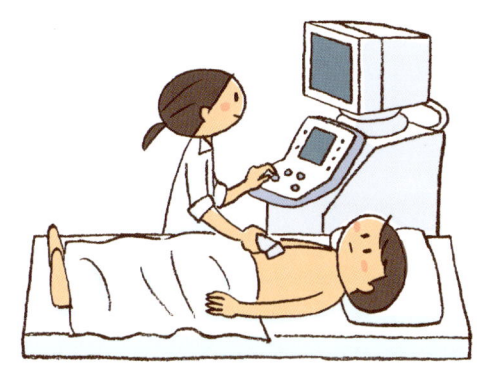

肝機能障害をきたす病気

- 脂肪肝（アルコール性、単純性）
- アルコール性脂肪性肝炎
- 非アルコール性脂肪性肝炎（NASH）
- 急性肝炎
- 慢性肝炎（ウイルス性）
- アルコール性肝線維症
- 肝硬変
- 肝がん

精密検査を受け、適切な治療を

肝機能検査で異常が見つかれば、精密検査を進めていくことになります。

まずは、C型やB型の肝炎ウイルスの検査をします。肝炎ウイルスが陽性であれば、肝臓専門医の下で治療を受けてください。現在では、治療によってウイルスを消し去ることや、肝炎の進行をおさえることが可能です。

肝臓の検査では、血液検査だけでなく超音波やCTスキャンなどの画像検査も行います。画像検査で慢性肝炎や肝硬変と判断されたら、やはり専門医の下で治療を受けてください。

場合によっては、自己免疫性肝炎などの特殊な肝炎や肝硬変のこともありますが、肝機能検査で異常を指摘された人の大部分は脂肪肝です。

画像検査で脂肪肝として特徴的な所見があれば、脂肪肝として治療を始めることになります。しかし、治療を開始して3か月がたっても改善がないようであれば、やはり専門医の診察を受けることをおすすめします。

病気の基礎知識 2

「脂肪肝」って、どんな状態なの？

肝臓に中性脂肪がたまりすぎた状態

脂肪肝は、肝臓の細胞の中を、中性脂肪の泡状のかたまりが占めてしまった状態です。脂肪肝の原因としては、アルコール、肥満、糖尿病などがあります。メタボリック症候群が肝細胞内に中性脂肪がたまった状態であり、肝臓の機能が低下したり、肝炎などが進む場合があります。

通常、目立った自覚症状はありませんが、疲れやすい、体がだるい・重い、食後すぐに眠くなるなどの症状は、脂肪肝が原因であることも。脂肪肝が改善することで症状がなくなり、のちにそれが脂肪肝のせいだったことに気がつく人も多いのです。

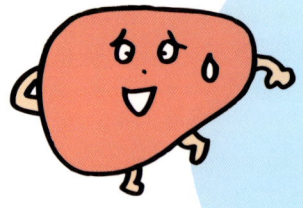
脂肪肝
肝臓の細胞の30％以上に中性脂肪がたまった状態。

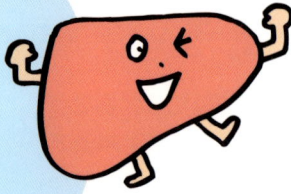
健康な肝臓
摂取した栄養素を使える形に変えたり、適度に貯蔵したりする。

飲みすぎ 食べすぎ 糖尿病 ……などによって

脂肪肝になると……

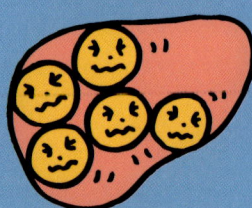

肝臓の細胞が膨張して、互いに圧迫

血流障害が生じ、酸素や栄養の供給に支障

肝臓の機能低下

脂肪肝をほうっておくと……

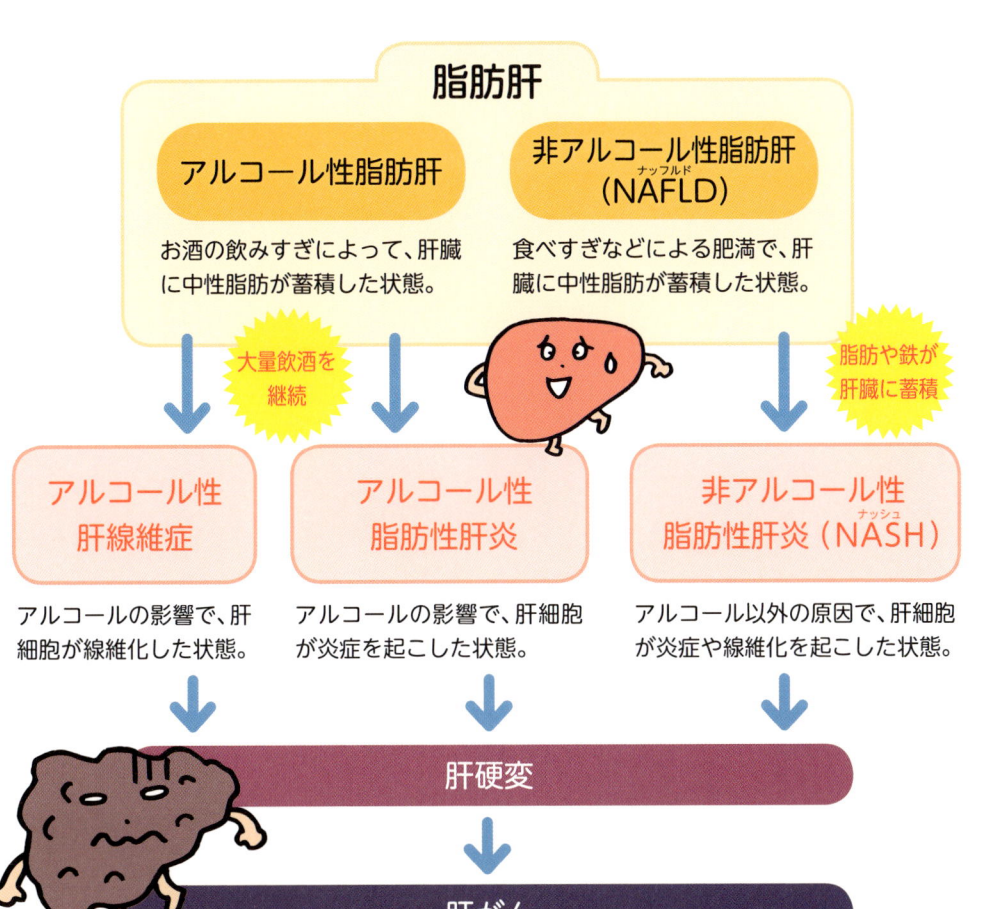

お酒を飲まなくても脂肪肝になる

　アルコールを一日平均40g以上飲んでいれば、脂肪肝の原因となります（26〜27ページ参照）。飲酒量が20g以下で脂肪肝になっている場合、多くは、食べすぎと運動不足からくる肥満、糖尿病、脂質異常症などが原因になっており、非アルコール性脂肪肝（NAFLD）と呼ばれます。

　NAFLDの一部は、炎症と線維化（線維が増えて硬くなること）が進み、慢性肝炎から肝硬変や肝がんに至ることがあり、非アルコール性脂肪性肝炎（NASH）と呼ばれます。NASHには、鉄の代謝異常も関係しています（24ページ参照）。

　昔は、食事もろくにとらず酒ばかりを飲んでいて栄養不良となる人が多かったため、飲酒が原因の肝機能異常の人に対しては、食事をしっかりとるよう注意していました。最近は、飲みすぎ、食べすぎに運動不足が重なり、肥満と脂肪肝になる人が多いことが問題となっています。

病気の基礎知識 3

脂肪肝を改善するには？

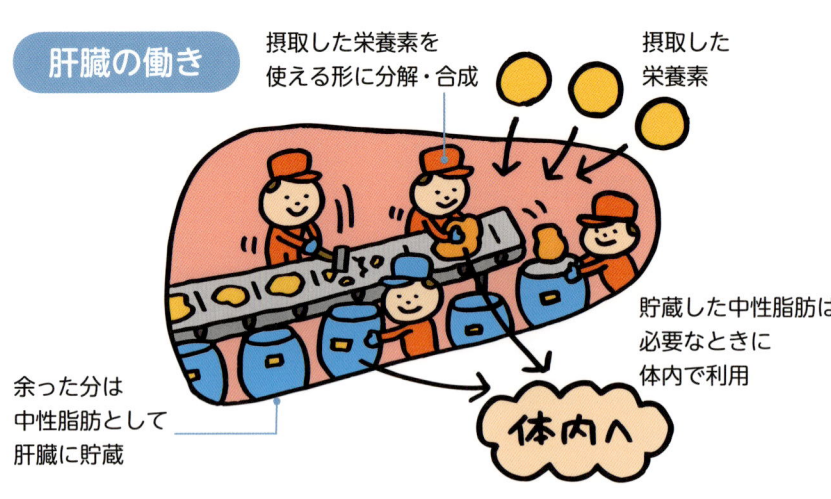

肝臓の働き
- 摂取した栄養素を使える形に分解・合成
- 摂取した栄養素
- 余った分は中性脂肪として肝臓に貯蔵
- 貯蔵した中性脂肪は必要なときに体内で利用

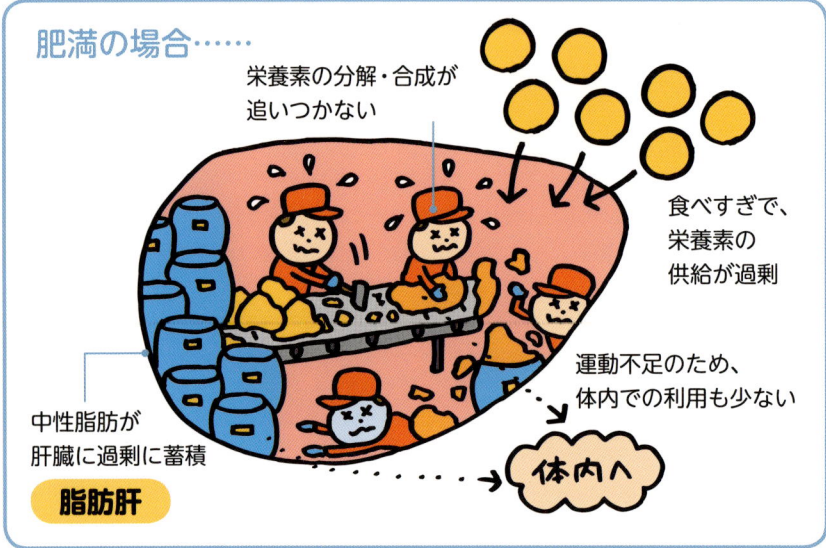

肥満の場合……
- 栄養素の分解・合成が追いつかない
- 食べすぎで、栄養素の供給が過剰
- 運動不足のため、体内での利用も少ない
- 中性脂肪が肝臓に過剰に蓄積
- **脂肪肝**

脂肪肝と肥満には深い関係がある

脂肪肝は生活習慣病です。まずは食事と飲酒、そして運動習慣の見直しを始めてください。食べすぎ・飲みすぎで肝臓に中性脂肪がたまり、運動不足が加わると、たまった中性脂肪の利用ができません。肥満の解消が最もたいせつです。

減量する場合は、最終目標をBMI（肥満指数）25以下にします。「身長（m）×身長（m）×25」で、目標体重を計算してみましょう（15ページ参照）。

ただし、減量開始時にいきなり大きな目標を立てても達成はむずかしいものです。まず、一か月に2～3kgの減量を目標にしてください。それが達成できれば、肝機能検査の数値は見違えるほど改善しているはずです。

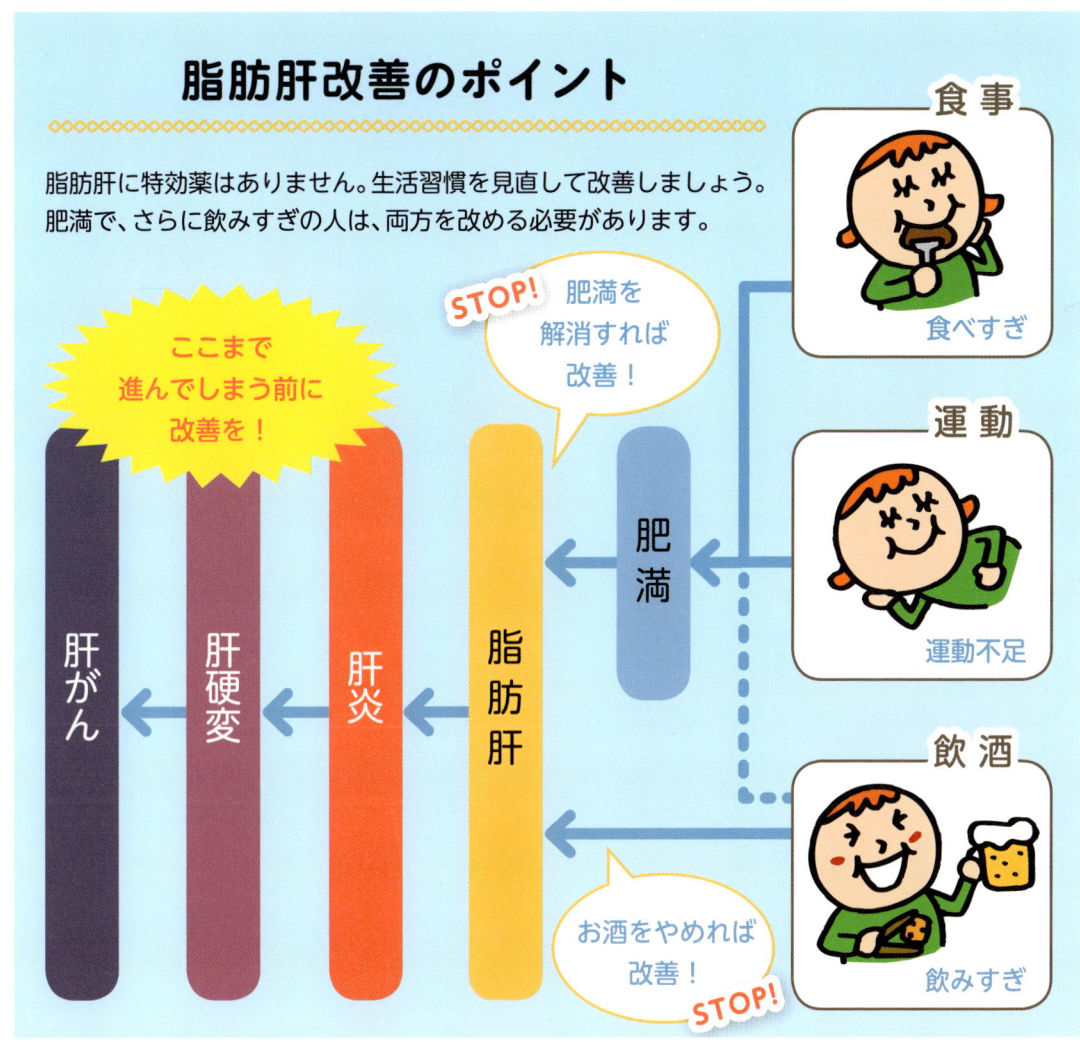

改善のポイントは、「食事」「運動」「飲酒」

食事の改善のポイントは、脂肪と糖分（砂糖やくだものなど）を減らすことです。食事については、次ページ以降でくわしく解説します。

運動については、スポーツをすることばかりでなく、日常生活の中で、家事や歩行など、体を動かすことを心がけてください。可能であれば、1週間に1度は、少し強い運動をすることもたいせつです。そのさい、いきなり激しい運動をするのではなく、徐々に強い運動にしたり、時間を延ばしていったりすることが肝心です。

お酒はまったく飲まないほうがよいというわけではありません。なぜなら、適量の飲酒はメタボリック症候群の合併症である心疾患や脳卒中、糖尿病などを改善する効果があるからです。後述する改善のポイントを守ってください（17ページ、26〜27ページ）。しかし、適量を飲むつもりでもつい飲みすぎてしまうのであれば、やはり断酒しかないでしょう。

食事のポイント1

「バランスのよい食事」って、どんなもの?

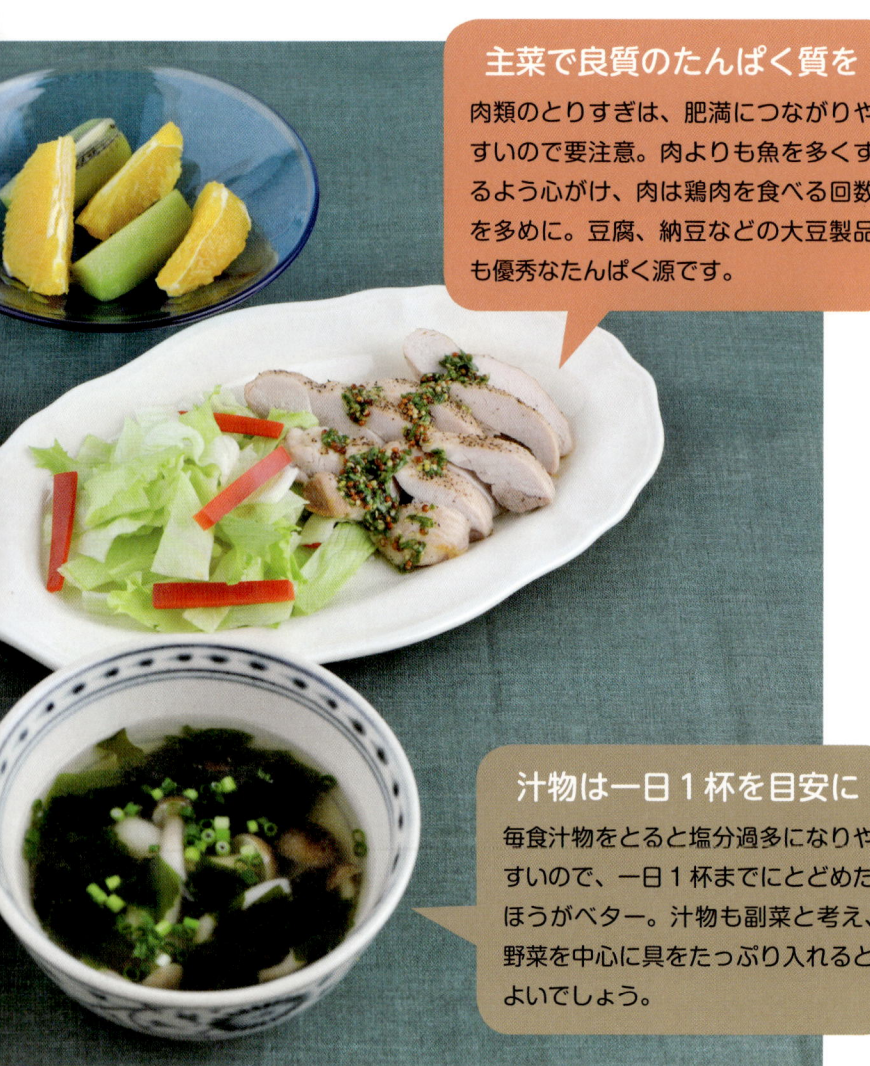

主菜で良質のたんぱく質を
肉類のとりすぎは、肥満につながりやすいので要注意。肉よりも魚を多くするよう心がけ、肉は鶏肉を食べる回数を多めに。豆腐、納豆などの大豆製品も優秀なたんぱく源です。

汁物は一日1杯を目安に
毎食汁物をとると塩分過多になりやすいので、一日1杯までにとどめたほうがベター。汁物も副菜と考え、野菜を中心に具をたっぷり入れるとよいでしょう。

体重を目安に適正なエネルギー量を摂取

「バランスのよい食事」という言葉からイメージする食事内容は、人によってそれぞれ違います。

一日に食べるエネルギー量は、「適正体重×25〜30kcal」が目安になりますが、最初はまず、食べる量を今より全体的に2割ほど減らしてみてください。それでも体重が減らないようであれば、エネルギー計算をして調整しましょう。

食事量を減らすさいに重要なのが、脂質の量です。特に動物性の脂質を減らすことがたいせつです。肉や魚には、たんぱく質とともに動物性の脂質も多く含まれているので、多く食べすぎている肉や魚を減らせば、脂質も減らすことができます。

野菜をしっかりとって充分なビタミンを

一日の適正エネルギーを知ろう

① 適正体重を計算

身長(m) × 身長(m) × 22(BMI)

= □ kg

② 適正体重から適正エネルギーを計算

適正体重(kg) × 25〜30(kcal)※

= □ kcal

※デスクワークが多い人や主婦で活動量が少ない人は25、活動量が普通で立ち仕事が多い人は30をかけます。

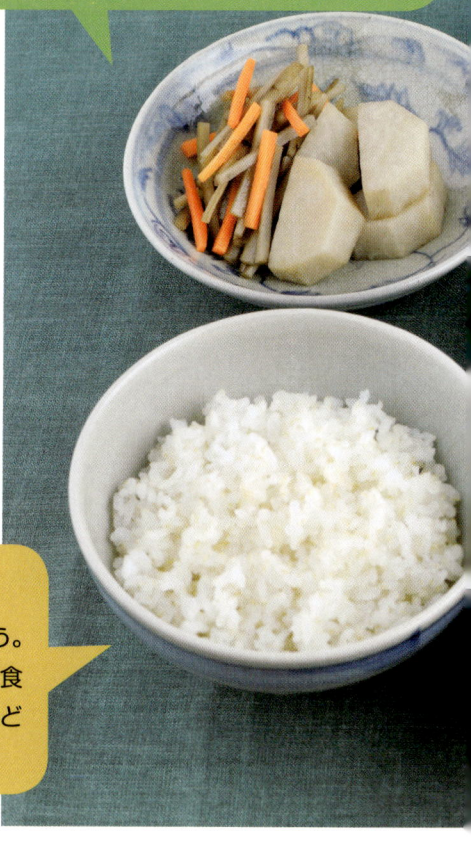

副菜は野菜を中心に
不足しがちな野菜を、副菜でしっかりと補います。食物繊維が豊富で低エネルギーな海藻やきのこも活用しましょう。芋類も適度にとり入れて。

主食は適量の炭水化物
毎食、適量の主食をかならず食べましょう。未精製の穀物にはビタミン、ミネラル、食物繊維が豊富。胚芽精米、ライ麦パンなどがおすすめです。

減らすものが多い中で、むしろしっかりととることが必要なのは野菜です。現代の食生活ではどうしても野菜が不足しがちとなります。さまざまな彩りの野菜をしっかりと食べ、不足しがちなビタミンやミネラル、そして食物繊維をとってください。

最近、腸内細菌叢（腸内にすみついている多種多様な細菌の集まり）が健康と密接に関係することが注目されています。野菜はよい腸内細菌叢を作るために、欠かせないものです。

脂肪肝の患者さんで、「自分は野菜をしっかり食べている」という人もいますが、実際には充分な量でないことが多いものです。そんな人はレタス、トマト、きゅうりのサラダを食べて、野菜をたくさんとったつもりになっているのですが、じつはこれらは食物繊維の少ない野菜です。生野菜だけでなく加熱した野菜を食べること、食物繊維が豊富な豆類や根菜、きのこ、海藻を食べることがたいせつです。

食事のポイント 2
だいじょうぶ！？あなたの食生活①

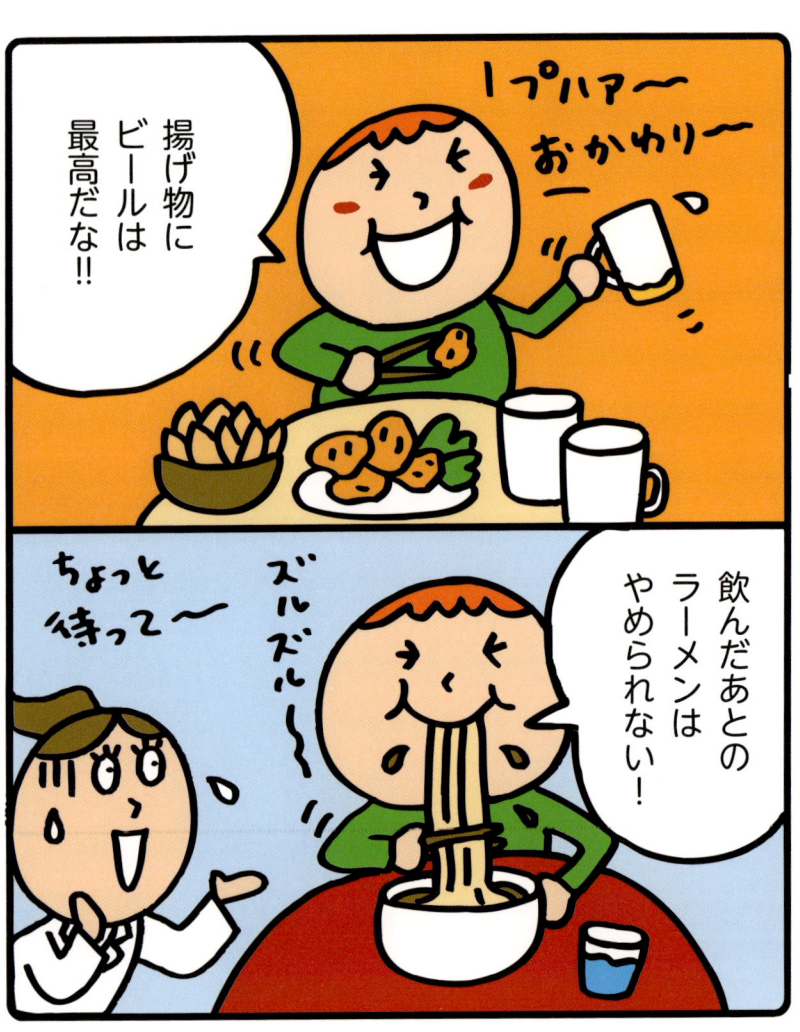

脂肪肝の人の多くは食べすぎている

脂肪肝の多くは、飲みすぎ・食べすぎが原因です。男性では特に、30代になると食事と飲酒でエネルギー摂取量が多くなり、運動不足と相まって脂肪肝になっている例も多いのです。

食事といっしょにお酒も飲んでいるときには、アルコール自体にエネルギーがあるため、食事の量と合わせるとエネルギーのとりすぎになっている場合も多いのです。また、ダイエットをしなくてはと思っていても、お酒を飲むとつい食べすぎてしまう人も見られます。

学生時代に運動をしていた人は、就職後に、食事量はそのままで運動量がぐっと減るため、肥満そして脂肪肝になってしまうことも多いので注意が

16

Aさんの一日の食事

一日分の適正エネルギーの約2倍もの高エネルギー！ 間食が多すぎます。脂質や塩分もかなり多く、野菜もあまりとれていません。

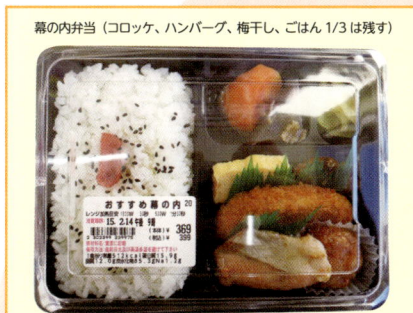

昼食　幕の内弁当（コロッケ、ハンバーグ、梅干し、ごはん1/3は残す）

エネルギー 333kcal　たんぱく質 14.5g
脂質 6.9g　塩分 1.0g

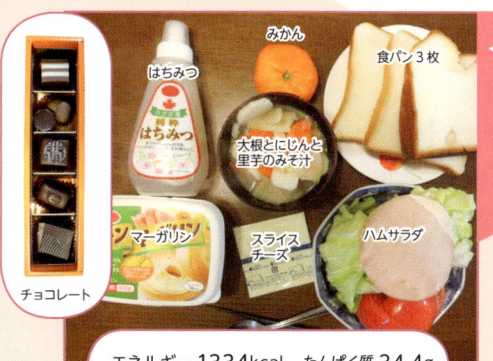

朝食　はちみつ、みかん、食パン3枚、大根とにじんと里芋のみそ汁、ソフトマーガリン、スライスチーズ、ハムサラダ、チョコレート

エネルギー 1334kcal　たんぱく質 34.4g
脂質 62.7g　塩分 5.6g

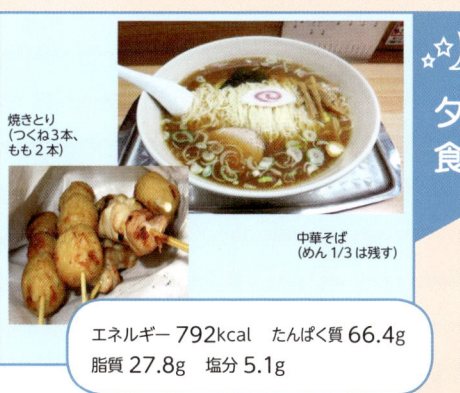

夕食　焼きとり（つくね3本、もも2本）、中華そば（めん1/3は残す）

エネルギー 792kcal　たんぱく質 66.4g
脂質 27.8g　塩分 5.1g

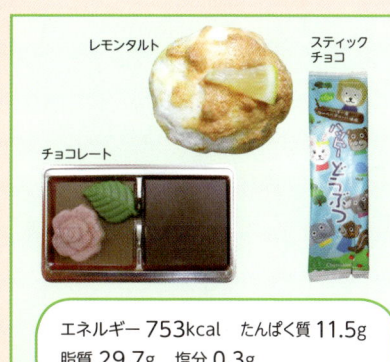

間食　レモンタルト、スティックチョコ、チョコレート

エネルギー 753kcal　たんぱく質 11.5g
脂質 29.7g　塩分 0.3g

一日合計　エネルギー 3212kcal　たんぱく質 126.8g　脂質 127.1g　塩分 12.0g

お酒を飲む人はおつまみにも注意

ビールを飲むときなどは、おつまみとして、ポテトチップスやフライ、から揚げ、チーズなど脂質の多いものをとりがちです。また、居酒屋でも塩辛や練り物など塩分の多いものをとっている場合があります。おつまみの内容に注意してください。

アルコールは米や麦、ぶどうなどが原料だから、お酒を飲んだら主食は必要ないと勘違いしている人がいます。アルコール自体は、エネルギーにはなりますが、脳や赤血球などの大事なエネルギー源であるブドウ糖に変わることはできません。また、血糖値が低くなったときに筋肉や脂肪からブドウ糖を作る糖新生もおさえてしまうため、低血糖発作を起こす場合もあります。飲酒のさいにも、適度の炭水化物は必要です。

必要です。運動量の低下に合わせて食べる量もリセットしなければならないのです。

食事の
ポイント
3

だいじょうぶ！？あなたの食生活②

現代の食生活は高脂肪・高エネルギー

現代の日本人の食生活の特徴は、高脂肪・高エネルギーになってしまっていることです。食事が不充分で、栄養素のなにかが足りないことが問題だった「欠乏の栄養学」の時代から、食べすぎでバランスの悪い食事が問題の「飽食の栄養学」の時代へと、時代は大きく変化しています。

ところが、昔の「欠乏の栄養学」で提唱された標語が、今も日本人の頭にしみ込んでいるために、健康のためと思いながら、かえって健康を害している場合が少なくないのです。

日本人の間で1980年代から急速に脂肪肝が増加したのは、その表れであるといえます。ここ数十年で、脂肪肝は倍増しているのです。

（コマ内のセリフ）
- 食事を記録して確認してみましょう
- 一日30品目。健康には気をつかっています！
- 実際は…
- 2516 kcal
- かなり食べすぎていますね
- えっ どうして？

18

Bさんの一日の食事

健康のために一日30品目を食べるように心がけ、主食の量を減らした結果、エネルギー、脂質、たんぱく質が過剰に。

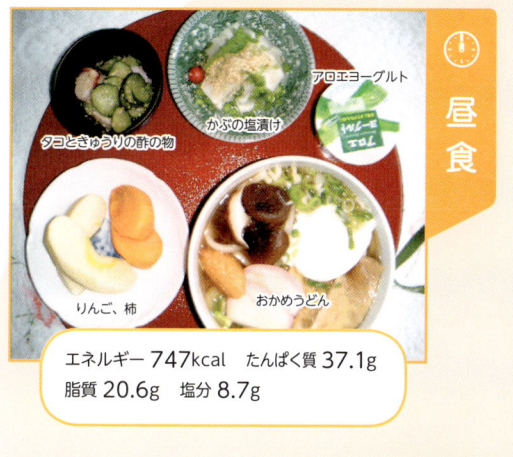

昼食
エネルギー 747kcal　たんぱく質 37.1g
脂質 20.6g　塩分 8.7g

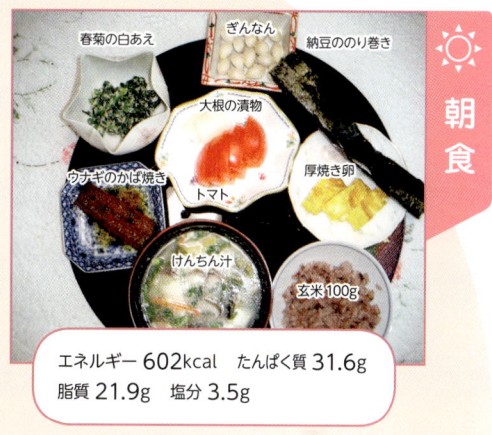

朝食
エネルギー 602kcal　たんぱく質 31.6g
脂質 21.9g　塩分 3.5g

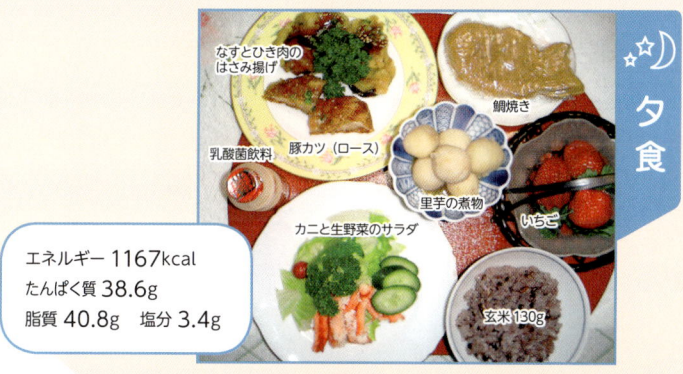

夕食
エネルギー 1167kcal
たんぱく質 38.6g
脂質 40.8g　塩分 3.4g

一日合計　エネルギー 2516kcal　たんぱく質 107.3g　脂質 83.3g　塩分 15.6g

「一日30品目」へのこだわりは捨てて

脂肪肝の患者さんに、日ごろどんな食事をとっているか尋ねてみると、「健康のために食事にとても気をつかっている」と答える人が意外に多いのです。そんな人の中に、「一日30品目」を目標にしている人がいます。

1985年に厚生省（現・厚生労働省）が発表した「健康づくりのための食生活指針」では、一日30品目を目標にすることがすすめられました。しかし、30品目以上とっている人の多くは、エネルギー、脂質、たんぱく質の摂取過剰であることが判明し、2000年にはその標語は削除されました。

ところが、削除されたことはあまり伝わらず、今も一日30品目を目標にして食事をとっている人がいるのです。飽食の時代を迎えている今日では、この呪縛から逃れることが必要です。一日に食べる品目数だけで、欠乏する栄養素をなくそうとする安易な発想は、改める必要があります。

食事のポイント 4

脂質と塩分のとりすぎにご用心

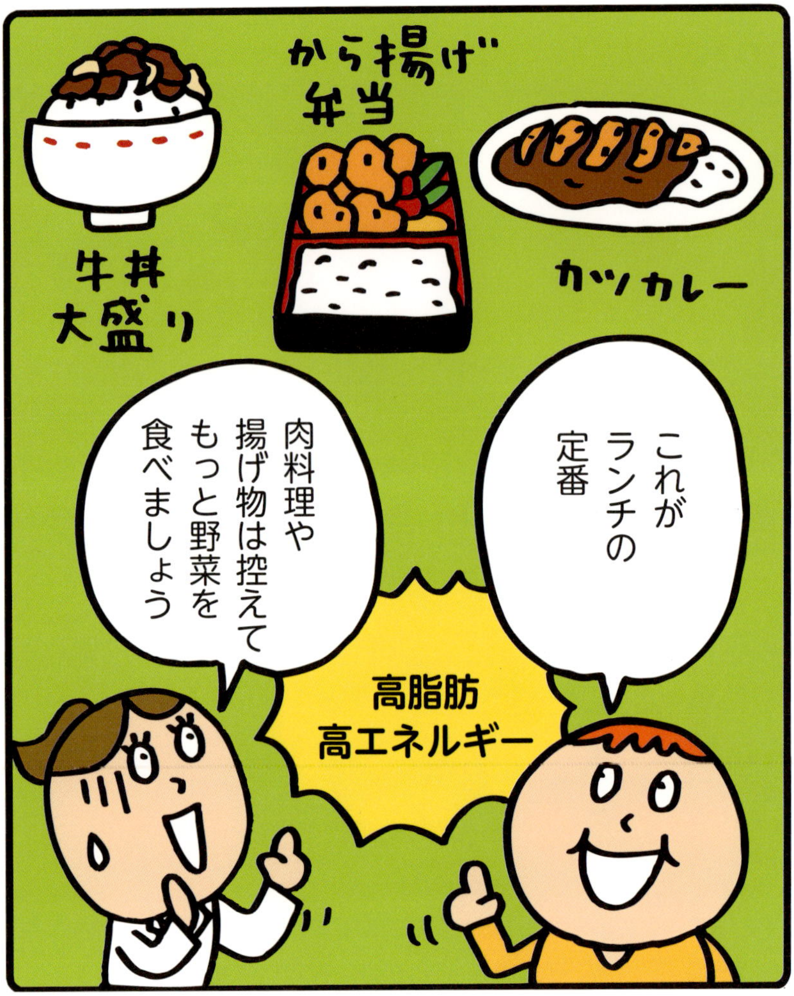

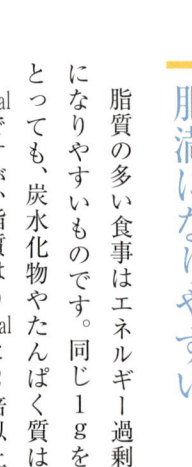

高脂肪食は肥満になりやすい

脂質の多い食事はエネルギー過剰になりやすいものです。同じ1gをとっても、炭水化物やたんぱく質は4kcalですが、脂質は9kcalと2倍以上のエネルギーになります。

一日にとるエネルギー量の中で脂質の占める比率は20～25％がよいとされていますが、肥満の人では30％以上とっている人が珍しくありません。たんぱく質をとろうとして肉類、乳製品を多く食べ、結果として高脂肪・高エネルギーになっている場合も。

また、調理法によっても、脂質の量は変わります。揚げ物は、揚げ油が加わる分、高脂肪・高エネルギーになります。焼く、蒸す、煮るなどの調理法のほうが脂質を控えられます。

20

塩分は一日7〜8gにおさえる

[塩分1gの目安]

- しょうゆ 小さじ1
- ポン酢 小さじ2
- ウスターソース 小さじ2
- ケチャップ 大さじ2

とりすぎを防ぐポイント
- めん類などの汁は全部飲まない
- しょうゆやソースは、先にかけずに食べるときに少量つける
- 漬物、干物、チーズ、ウインナー、ベーコンなどの塩分に注意
- しょうが焼きなどのたれは、ごはんにかけたりせずに残す

脂質は適正エネルギーの25％未満に

[例：適正エネルギー*が1600kcalの場合]
*15ページ参照

1600 × 25％ ＝ 400kcal

脂質は1gあたり9kcalなので、

400 ÷ 9kcal ≒ 44g

一日の脂質量は44g未満に

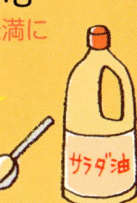

油は一日に大さじ1(12g)程度まで

とりすぎを防ぐポイント
- フライなどの揚げ物は控える
- マヨネーズは脂質が多いので注意
- 肉はバラ肉、カルビなど脂身の多い部位を避け、ヒレ肉、もも肉など脂身の少ない部位を選ぶ
- 生クリーム、牛乳、チーズなどの乳製品をとりすぎない
- スナック菓子、菓子パン、コンビニのホットスナックは極力食べない

上の数値を目標に、とりすぎたら次の日は控えるなどして、1週間くらいで調節しましょう。

脂質の多い食品を避け、塩分は控えめに

若者に人気のマヨネーズも高エネルギーです。なんにでもマヨネーズをたっぷりかけるような食べ方は、避けるべきです。

ハンバーグや餃子など、ひき肉を使った料理も脂質とエネルギーの多い食べ物です。生クリームやバターが多く使われている洋菓子にも注意が必要です。

健康によいからとバターよりマーガリンがすすめられた時期もありますが、マーガリンは植物性の油脂を原料にしていながらも、健康に悪影響を及ぼすトランス脂肪酸を大量に含んでいます。できれば、かわりにオリーブ油などを使えば安心です。

外食をするときなどに特に問題になるのは、塩分の多さです。塩分が多いと、高血圧だけでなく胃がんなどの危険因子にもなりますので、なるべく減塩を心がけましょう。しょうゆやソースなどは控えめに。練り物、干物など保存食でも塩分は多くなります。

食事のポイント 5
炭水化物は適切な量をとる

主食は極端に減らさず、毎日適量を

炭水化物は、エネルギー源として重要な物質です。とりわけ、脳ではブドウ糖がたいせつなエネルギー源となります。血液中のブドウ糖が不足して低血糖の状態になると、意識を失ったり、命を失うことさえあります。

したがって、炭水化物だけを悪者にする最近はやりの低炭水化物ダイエットには、注意が必要。日本で肥満や糖尿病が急増した時代には、炭水化物の摂取量はむしろ減少しています。問題は脂質のとりすぎなのです。

炭水化物の中でも、未精製の穀類や野菜などに含まれるでんぷんは、適切な量をとりましょう。砂糖や果糖などの糖分は、無意識にとりすぎてしまいやすいので注意が必要です。

清涼飲料やお菓子に注意！

ジュースや炭酸飲料、スポーツドリンク、砂糖入りの紅茶などには、砂糖がたくさん含まれています。ペットボトル1本でかなりの量になるので注意が必要です。甘いお菓子にも砂糖がたっぷり。加えて、スナック菓子やチョコレート、クリーム系のお菓子などは、脂質も多いので、なるべく避けましょう。

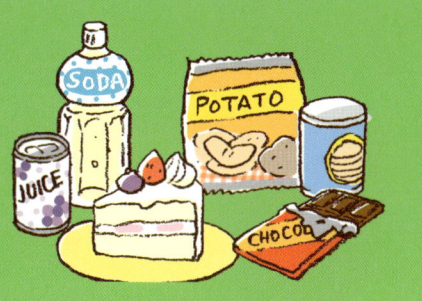

主食は毎食適量を

ごはんは、いつも使う茶わんに適量を計ったものを目で見て覚えておきましょう。外食だと多めに出てくることが多いので、少なめを頼むか残して調整しましょう。

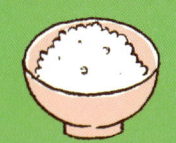
ごはん150g
（茶わんに軽く1杯）

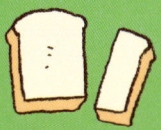
パン90g
（6枚切り1枚半）

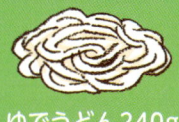
ゆでうどん240g
（約1玉）

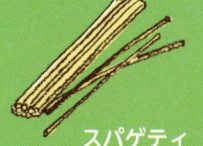
スパゲティ
（乾）70g

ごはんやめん類は1食に1品！

炭水化物は体に必要不可欠な栄養素ではありますが、めん類とどんぶり物のセットなどは、1食あたりの炭水化物があまりにも多すぎ。ごはんやめん類は1食に1品にとどめましょう。

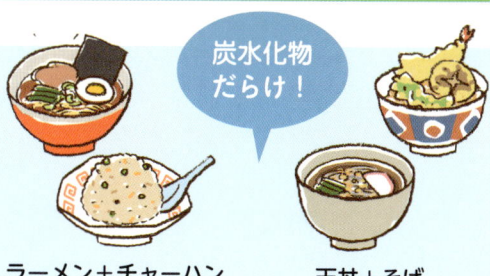

炭水化物だらけ！

ラーメン＋チャーハン　　天丼＋そば

砂糖やくだものの摂取量にも注意

ビタミンが多くて健康によいからと、甘いくだものを食べすぎるのは危険です。くだものには果糖が多く、脂肪肝をきたしやすいのです。一日150g程度にとどめましょう。

清涼飲料水や缶入りコーヒーも、多くは10％の砂糖水です。200mlなら20g、350mlなら35gの砂糖が入っています。ちなみにWHO（世界保健機関）は、砂糖は一日の摂取エネルギーの10％以下、できれば5％以下が望ましいと発表しました。一日1800kcalなら、18gあるいは9g以下になります。

砂糖はブドウ糖と果糖がくっついた二糖類です。砂糖ゼロと宣伝している商品には、果糖ブドウ糖液糖を使っているものが多くあります。これは、とうもろこしなど安い原料から作った糖分で、果糖が多く、むしろ砂糖より脂肪肝を招きやすいものです。果糖は満腹感が得られにくいため、食べすぎにもつながります。

食事のポイント 6

NASHの人は、鉄制限を

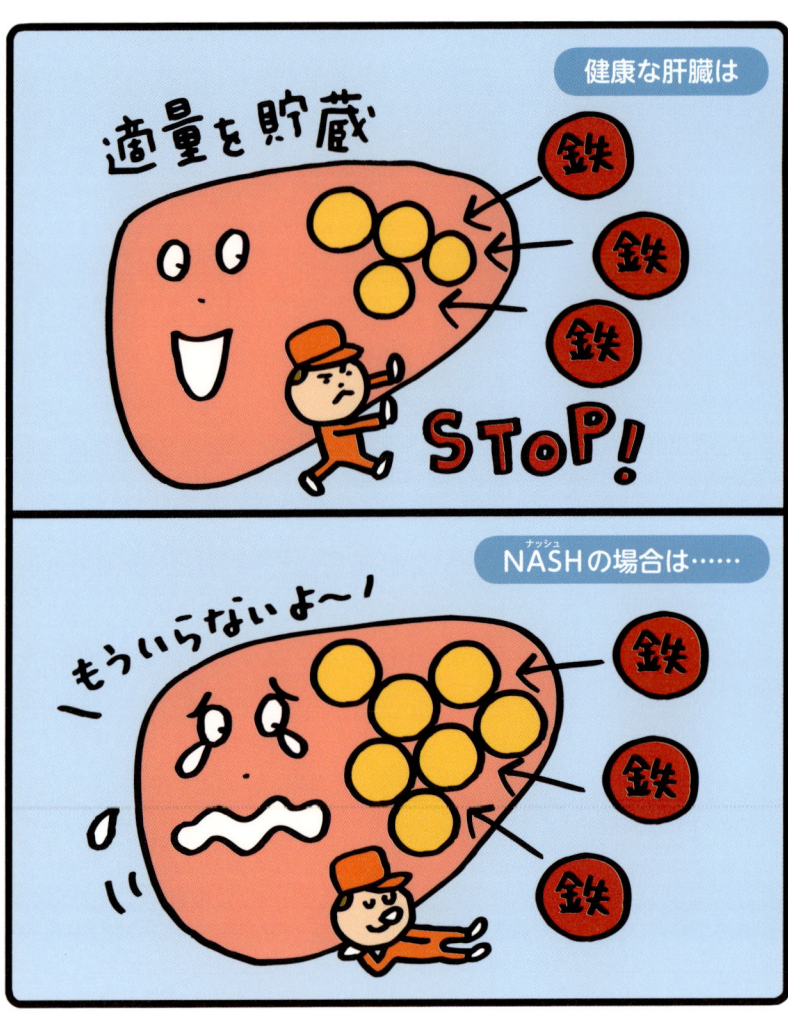

健康な肝臓は　適量を貯蔵　STOP!

NASHの場合は……　もういらないよ～!

鉄がたまりすぎて肝臓にダメージが

アルコールが原因ではない脂肪肝や肝炎の中でも、とりわけ注意が必要なのは、慢性肝炎から肝硬変、肝がんへと進む非アルコール性脂肪性肝炎（NASH）。命にかかわる病気です。

NASHの診断には、肝臓の組織をとって調べる肝生検が必要です。NASHと診断されていなくても、生活習慣の改善で肝機能が正常化しないようなら、同様に注意をしておく必要があります。

NASHでは、肝臓に鉄が過剰に沈着しており、鉄が病気の進行に悪影響を与えている可能性があるとされています。過剰な鉄が、フリーラジカル（毒性の強い活性酸素）などを発生させ、炎症をきたす一因となります。

鉄制限のポイント

鉄は一日に6mg以下を目安に

鉄の調理器具を使わない
鉄製のフライパンや鉄板、鉄なべなどから、鉄がしみ出すことがあるので注意。

カフェインを食事といっしょに
お茶やコーヒーに含まれるカフェインには、鉄の吸収をおさえる働きがあります。

レバー・小魚・貝類は避ける
レバーは特にヘム鉄が多い食品。内臓ごと食べる小魚・貝類も鉄が多くなります。

魚は赤身より白身を選ぶ
血合いは特に鉄を多く含みます。カツオやマグロは避け、タラ、タイ、サケなどを。

鉄を多く含む食品

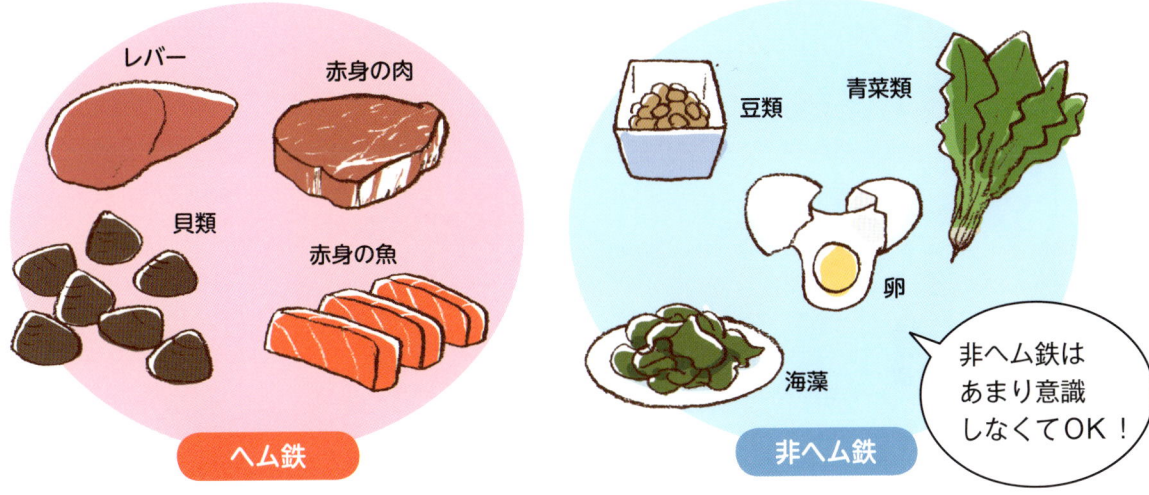

ヘム鉄: レバー、赤身の肉、貝類、赤身の魚

非ヘム鉄: 豆類、青菜類、卵、海藻

非ヘム鉄はあまり意識しなくてOK！

吸収率のよいヘム鉄を控えた食事に

C型肝炎では鉄の過剰が肝炎の進行に関係していると考えられ、瀉血（血を抜く治療）や鉄制限食がすすめられます。同じように、NASHでも鉄の過剰な蓄積を避けるために鉄制限食がすすめられています。

食事から摂取する鉄の量としては、一日6mg以下を目安にしますが、むしろ血液中の鉄貯留のマーカーであるフェリチンを測定しつつ、これを下げることを治療の目標にします。

食品に含まれる鉄は、大きく分けてヘムたんぱくに組み込まれている"ヘム鉄"と、そうでない"非ヘム鉄"に分けられます。赤血球の中にあるヘモグロビンはヘム鉄の代表です。ヘム鉄は吸収率がよいので、動物性の肉や貝類などを控えめにしてください。

逆に、大豆などの豆類、海藻、ほうれん草などの野菜、卵などに含まれる鉄は吸収が悪いため、それほど気にしなくてもよいでしょう。

※NASHの食事療法は、108～109ページの「NASH改善献立」を参照してください。

食事のポイント 7

アルコール性肝炎の人は、お酒の量を調節

大量飲酒は確実に肝臓をむしばむ！

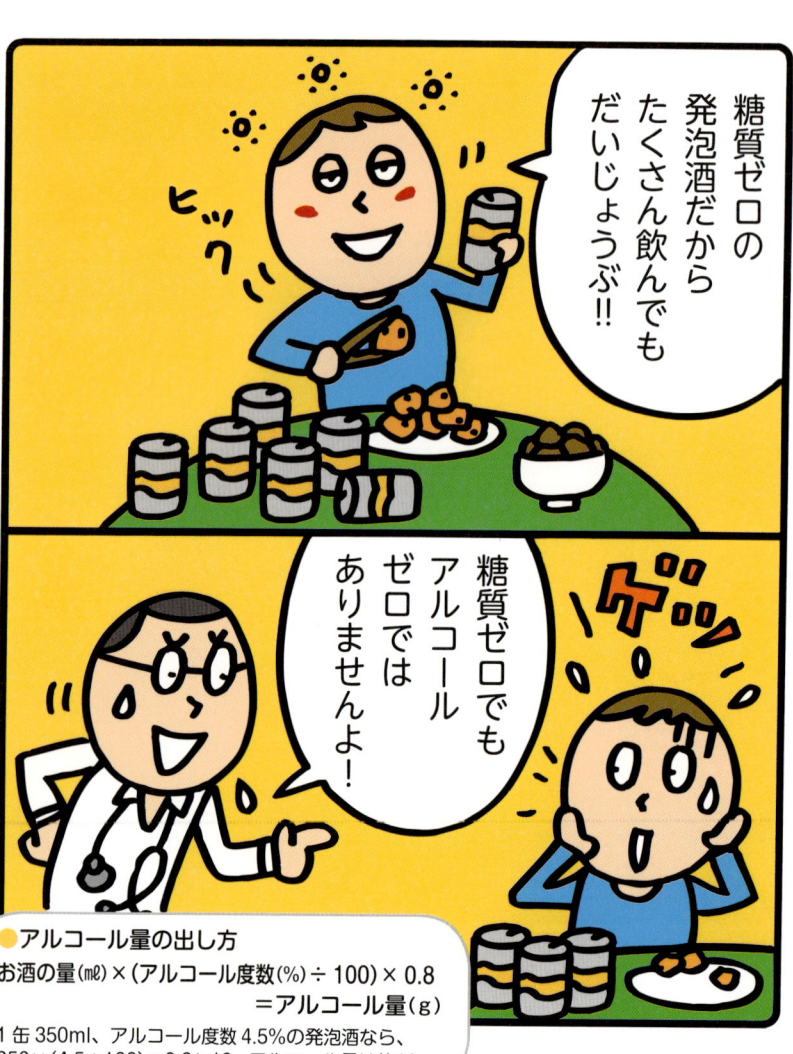

● アルコール量の出し方
お酒の量(㎖)×(アルコール度数(％)÷100)×0.8
＝アルコール量(g)

1缶350ml、アルコール度数4.5％の発泡酒なら、
350×(4.5÷100)×0.8≒13　アルコール量は約13g

アルコールはそれ自体が脂肪肝や肝炎の原因になります。大量に飲むことは、当然避けなければなりません。

一方で、適度なアルコールは、心疾患や脳卒中、糖尿病を減らすことも知られています。一日平均でアルコール20gほどの適量の飲酒は、むしろすすめられます。自分がよく飲むお酒の種類で、その適量を知っておきましょう（27ページ参照）。

アルコール性肝炎の人の食事は、基本的に脂肪肝の人と同様に、バランスよく適量を心がけてください。お酒を飲む場合は、その分食事のエネルギー量を減らしますが、お酒にはあまり栄養がないので、極端に食事を減らすことはやめましょう。

飲酒するときのルール

- ゆっくり飲む
- おつまみを食べすぎない
- 適度に休肝日を設ける
- かならず「度を超さない」

アルコール20gのお酒の量

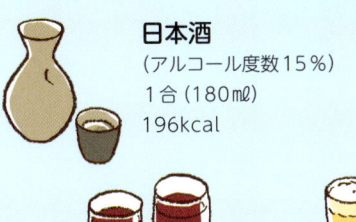

日本酒
（アルコール度数15％）
1合（180ml）
196kcal

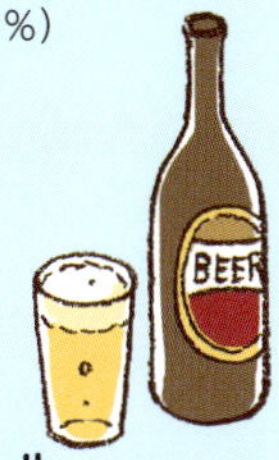

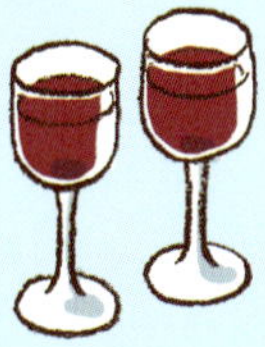

ワイン
（アルコール度数12％）
グラス2杯（200ml）
131kcal

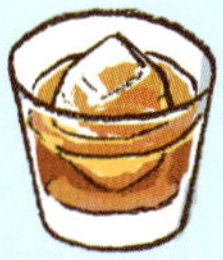

ビール
（アルコール度数4.5％）
大びん1本（633ml）
265kcal

ウイスキー
（アルコール度数40％）
ダブル1杯（60ml）
142kcal

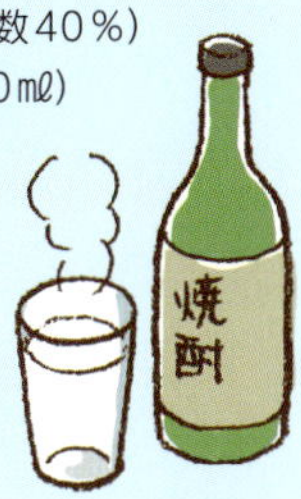

焼酎
（アルコール度数25％）
お湯割り1杯（ストレートで110ml）
156kcal

お酒は適量を守ることが最も肝心。適量とされる、アルコール20gは、お酒の種類（アルコール度数）によって異なります。この量までなら、休肝日を設けなくても大丈夫です。

適量ならリスクなし → 酒量が増えるほど、肝臓病の危険度アップ

機会飲酒家
宴会などの機会があれば、アルコールを飲む人。飲酒量は、1週間に日本酒で2～3合程度。

常習飲酒家
一日あたり日本酒で3合以上のアルコールを、ほぼ毎日、5年以上飲み続けている人。

大酒家
一日あたり日本酒で5合以上のアルコールを、ほぼ毎日、10年以上飲み続けている人。

適量を守れない人は断酒がおすすめ

1回でアルコール60gは飲んでしまうというのであれば、1週間に2～3日の休肝日が必要です。適量の飲酒（1週間の平均が、男性で一日にアルコール40g以下、女性で一日にアルコール20g以下）が守れない人であれば、やはり断酒することをおすすめします。

次の項目のうち、2つ以上が当てはまるようなら、CAGE（ケージ）法陽性で、アルコール依存症の可能性があります。アルコールを専門とする医師に相談してみましょう。

① 飲む量を減らさなくてはと思ったことがある（**C**ut down）
② ほかの人から飲酒を非難され、それが気にさわったことがある（**A**nnoyed by criticism）
③ お酒の飲み方に罪悪感を感じたことがある（**G**uilty feeling）
④ 迎え酒で、神経を静めたり二日酔いを治そうとしたりしたことがある（**E**ye-opener）

生活習慣のポイント 1

なにを食べるかだけでなく、食事の仕方もたいせつ

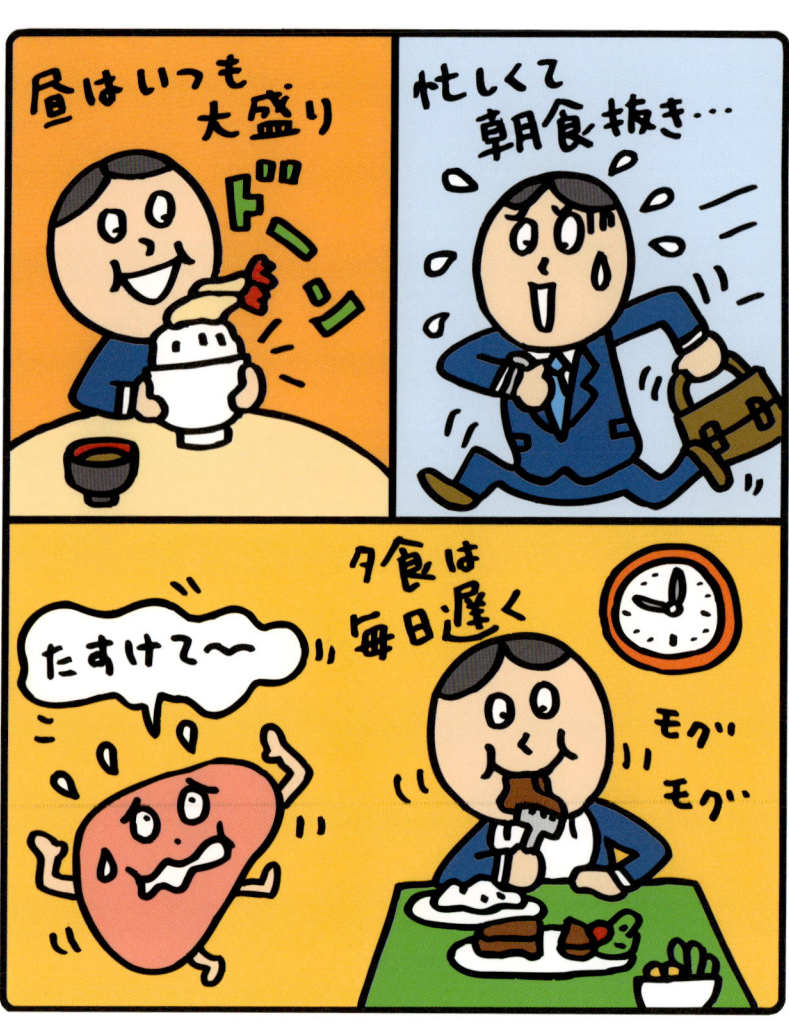

早食い、まとめ食いは脂肪肝へまっしぐら！

食べ物の内容だけでなく、食べ方にも注意が必要です。早食いは、血糖の上昇が不充分なうちにどんどん食べてしまうため、どうしても食べすぎになりやすいのです。一口一口よくかんで食べることにより、食べすぎがおさえられます。一口20回かむことを目標にしてみてください。

夜遅くに食べること、食べてすぐに寝てしまうことも、肥満につながりやすいので注意が必要です。このような人の場合、夜中に胃酸が多く分泌されやすく、胃がもたれて翌朝には食べられないということも多くなります。夕食が夜遅くなるのなら、夕食は少し軽くすませて、朝食をしっかりと食べるようにしたほうが健康的です。

28

こんな食べ方を心がけて

2 よくかんで、ゆっくりと

食べすぎにつながる早食いを防ぐには、よくかむことがたいせつ。かむ回数は一口20回が目標ですが、まずは意識的にかむ回数を増やすことから始めましょう。

1 一日3食を基本に

食事の回数を減らすと、間食が増えたり、1食でたくさん食べすぎたりしがち。また、夜遅い時間の食事は、エネルギーが消費されにくく、脂肪がたまりやすくなります。

3 腹八分目（はちぶんめ）にとどめる

「おなかいっぱい」と感じる量は、多くの場合食べすぎです。食べすぎは、肥満のもとになるうえに、肝臓にも大きな負担となります。満腹感を感じる前に食事を終える習慣を。

4 間食はなるべく控えめに

間食をすると、エネルギーオーバーになるとともに、ため込んだ脂肪を消費するチャンスが失われます。どうしても間食したいときは、食べる量を決め、少量にとどめましょう。

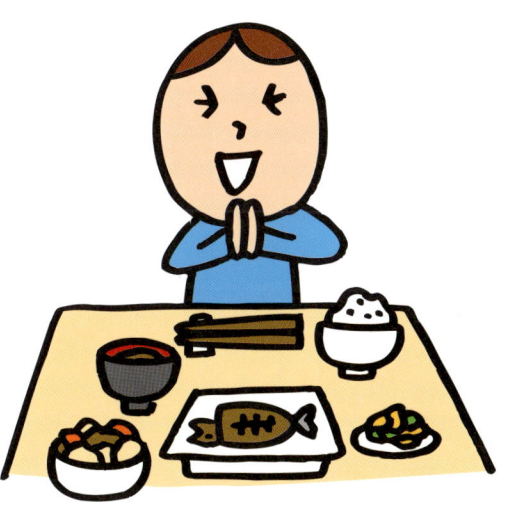

一日3食を基本に、自分に合った型を

3食ともしっかり食べなければと思い込み、毎食たくさんの量を食べると、当然エネルギー過剰になってしまいます。おなかいっぱいになるまで食べず、腹八分目にとどめましょう。

朝昼夕のエネルギーの比率は、必ずしも均等にする必要はありません。世界的に見ても、昼食が重いドイツや夕食の時刻が遅いスペインやイタリアなど、食生活は国と時代によってそれぞれです。わが国も江戸時代まで朝夕2食が基本だったのです。

たいせつなのは、適正エネルギーの範囲内で、自分の生活スタイルに合ったバランスを見つけることです。昼間の活動量が少なく、デスクワークの多いサラリーマンなどは、朝から無理にたくさん食べる必要はありません。食事の時間は、規則正しくするほうが好ましいのですが、現代社会で働いていれば、難しいかもしれません。体重を減らせるように、自分自身で上手な型をつくっていきましょう。

生活習慣のポイント 2

外食・中食をじょうずに利用①
― 栄養バランスをとる ―

組み合わせ方のコツ

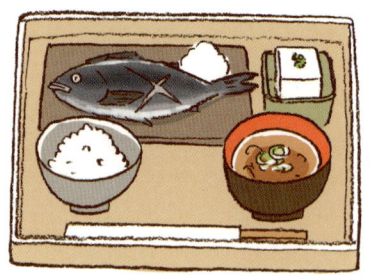
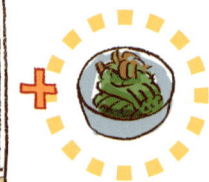

定食は野菜が足りないことが多いので、お浸しなどをプラス。みそ汁は塩分が多いので半分残す。

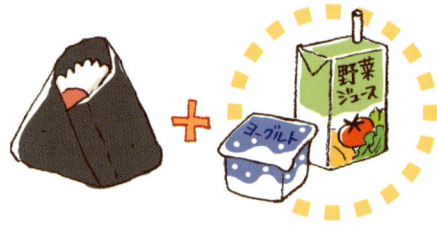

おにぎりやサンドイッチだけでは栄養のバランスがとれないので、野菜ジュースやヨーグルトを追加。

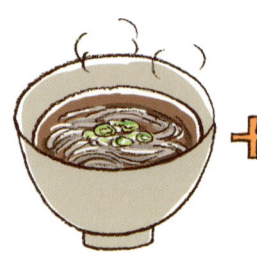
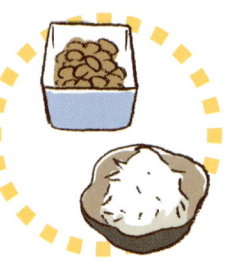

そばにはトッピングで、たんぱく質（納豆、卵など）と野菜（大根おろし、山菜など）を追加。

組み合わせ方や選び方でバランスを

現代のサラリーマンは、どうしても外食が多くなりがちです。一般家庭でも、コンビニやスーパーで、でき合いの総菜や冷凍食品を買って自宅で食べるという中食が増えています。

外食や中食でも、くふうしだいでバランスよく食べることは可能です。まず、野菜が不足しがちになるので、野菜の小皿を一品加えたり、野菜が多く入った定食を選んだりしましょう。野菜ジュースでビタミンなどを補うことも一案ですが、ジュースでは食物繊維がとり除かれてしまっている場合もあります。生野菜のサラダなどはコンビニでも買えますが、できるだけ野菜を丸ごと買って、簡単に調理して食べることをおすすめします。

30

栄養成分表示の見方

カップめんの例

標準栄養成分表 カップめん1食(87g)あたり	
エネルギー	308kcal
たんぱく質	9.3g
脂質	6.6g
炭水化物	52.9g
ナトリウム	2.2g
めん・かやく	0.6g
スープ	1.6g
ビタミンB₁	0.21mg
ビタミンB₂	0.2mg
カルシウム	101mg

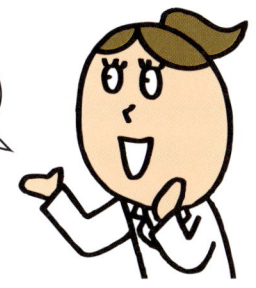

パッケージやメニューの表示をよく見てくださいね！

●表示単位

100gあたりまたは100mlあたりで表示されている場合と、1食あたり、1枚あたりなどで表示されている場合がある。

●成分表

エネルギー・たんぱく質・脂質・炭水化物・ナトリウムの順に、含有量を表示。ナトリウムの次にそのほかのビタミンやミネラルも表示することができる。

ペットボトル飲料水の例

栄養成分表示 100mlあたり	
エネルギー	44kcal
たんぱく質	0.9g
脂質	1.0g
炭水化物	7.6g
ナトリウム	18mg

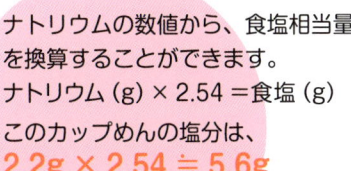

ナトリウムの数値から、食塩相当量を換算することができます。
ナトリウム(g) × 2.54 ＝ 食塩(g)
このカップめんの塩分は、
2.2g × 2.54 ≒ 5.6g
ナトリウムがmg表示のときは、
ナトリウム(mg) × 2.54 ÷ 1000 ＝ 食塩(g)
2200mg × 2.54 ÷ 1000 ≒ 5.6g

表示単位と実際に食べる（飲む）量が違う場合は、計算が必要です。
この500ml入りペットボトル飲料を全部飲んだ場合のエネルギーは、
44kcal × 5 ＝ 220kcal

生活習慣のポイント3

外食・中食をじょうずに利用②
―適量のエネルギーと塩分に―

外食・中食のポイント5か条

その1　単品よりも定食でバランスをとる！
焼き魚、煮魚、刺し身などの定食は、比較的エネルギーが控えめ。野菜の副菜がついていればバランスも○。ただし、塩分は多めなので要注意。

その2　揚げ物・いため物は避ける！
油を使ったメニューはどれも高エネルギー。外食のいため物は油の使用量が多く、脂質量が揚げ物並みの場合も。

その3　できるだけ野菜をとる！
なるべく野菜を使ったメニューを選びましょう。野菜が入っていないメニューには、お浸しやサラダなどの副菜を追加。

その4　汁や漬物は残す！
めん類のスープ、定食のみそ汁は、全部飲むと塩分過多に。漬物は少量でも塩分が多いのでなるべく残しましょう。

その5　ほかの食事で調整！
昼食のバランスが悪かったら夕食で補う、夕食を食べすぎたら翌日はセーブするなど、前後の食事にも気をつけて。

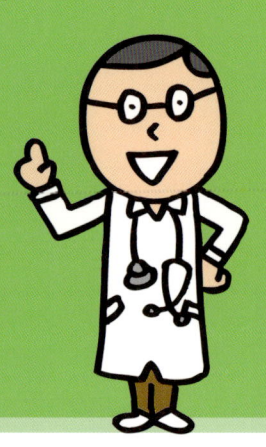

エネルギーと塩分のとりすぎに注意

外食ではエネルギーが多くなりすぎることにも注意が必要です。特に揚げ物は、エネルギー過多になりがちです。ハンバーグなどひき肉を使った料理も、脂質が多く高エネルギー。

また、塩分のとりすぎにも注意が必要です。外食・中食では味つけの濃い料理が多く、めん類などは1杯5〜6gの塩分です。色の濃い煮物、練り物や干物も塩分を多く含んでいます。宴会などで出される食事では、1食で塩分が8gを超えることも珍しくありません。そのようなときは、特に塩分の多いものを残したり、翌日以降の食事で調整したりすれば、健康は保たれます。毎食完璧にバランスをとる必要はありません。

32

外食・中食の栄養成分

メニュー名	エネルギー	たんぱく質	脂質	炭水化物	塩分
チキンカレー	690 kcal	16.4 g	20.8 g	104.0 g	3.4 g
ビーフカレー	954 kcal	21.9 g	39.0 g	120.2 g	3.9 g
カツカレー	957 kcal	23.8 g	40.2 g	117.1 g	3.3 g
しょうゆラーメン	486 kcal	21.6 g	9.5 g	73.6 g	6.0 g
とんこつラーメン	661 kcal	36.5 g	21.0 g	75.6 g	6.5 g
親子丼	731 kcal	27.3 g	13.0 g	118.7 g	3.8 g
牛丼	832 kcal	26.5 g	25.4 g	115.5 g	3.8 g
カツ丼	893 kcal	28.8 g	26.2 g	126.6 g	4.3 g
アジフライ定食	895 kcal	34.5 g	32.8 g	110.2 g	5.4 g
肉野菜いため定食	741 kcal	14.0 g	36.7 g	84.0 g	3.6 g
餃子定食	656 kcal	19.2 g	18.8 g	96.9 g	4.1 g
サバのみそ煮定食	720 kcal	37.1 g	17.7 g	95.3 g	6.7 g
刺し身定食	523 kcal	29.9 g	5.5 g	84.4 g	4.5 g
ざるそば	284 kcal	10.0 g	1.7 g	54.5 g	2.7 g
天ぷらそば	564 kcal	24.6 g	15.2 g	75.7 g	4.9 g
なべ焼きうどん	497 kcal	23.6 g	7.8 g	75.5 g	5.8 g
チャーハン	754 kcal	14.2 g	27.6 g	105.9 g	2.6 g
中華丼	841 kcal	17.1 g	28.9 g	122.7 g	2.8 g
から揚げ弁当	798 kcal	25.7 g	29.4 g	100.3 g	3.3 g
幕の内弁当	740 kcal	24.0 g	19.7 g	111.8 g	3.8 g
サケおにぎり	212 kcal	7.8 g	2.6 g	38.0 g	1.4 g
ミックスサンドイッチ	354 kcal	13.9 g	21.0 g	26.5 g	1.8 g

(女子栄養大学出版部『毎日の食事のカロリーガイド』より)

生活習慣のポイント 4

適度な運動で、脂肪肝を撃退！

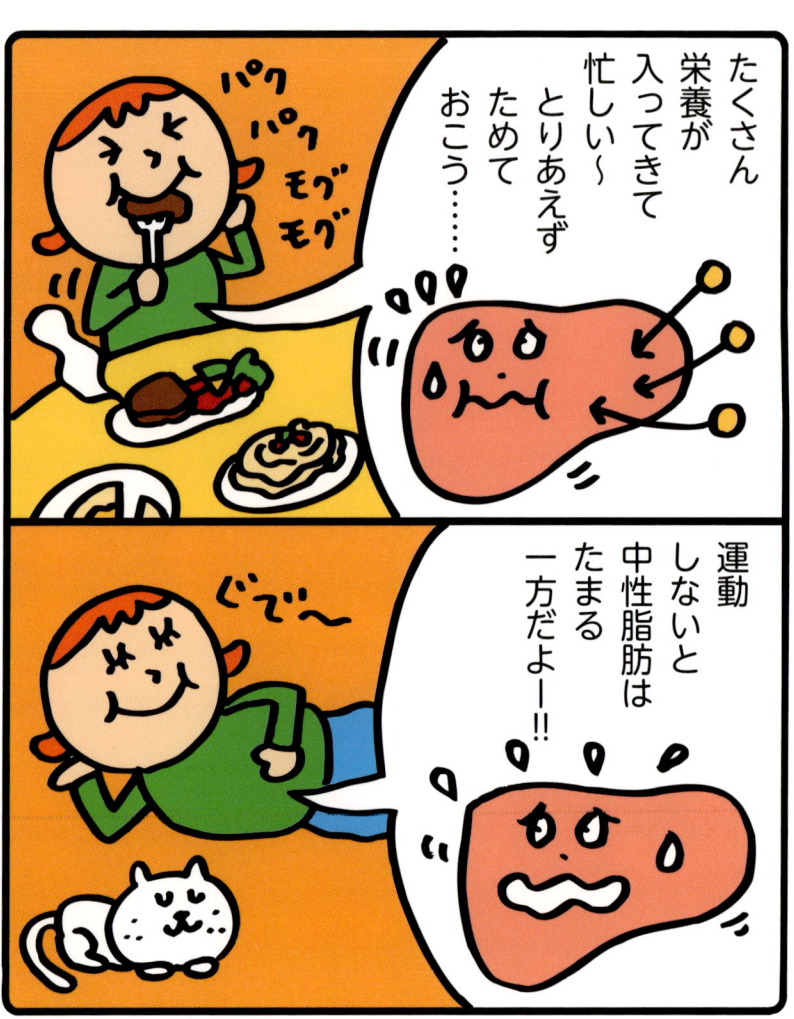

肥満解消は、食事と運動の両面から

　食事だけで肥満を解消するのはむずかしいことです。適度な運動をし、筋肉量を増やすこと、体温を上昇させることも肥満を解消するための重要なステップとなります。

　食事を食べると眠くなって横になってしまう、食事を食べればほど空腹感が増すなどの悪循環に入ってしまうと、なかなか抜け出すことはむずかしいものです。思い切って運動をしてみると、その悪循環を断ち切ることができます。自分が楽しみながらできる運動を見つけて、継続しましょう。

　また、意図的に一食を抜いてみるなどのプチ断食をしてみることも、悪循環から抜け出す一歩になります。

34

ウォーキングがおすすめ

運動する習慣がない人は、軽い運動から始めましょう。ウォーキングなら、特別な道具もいらないので気軽にできます。

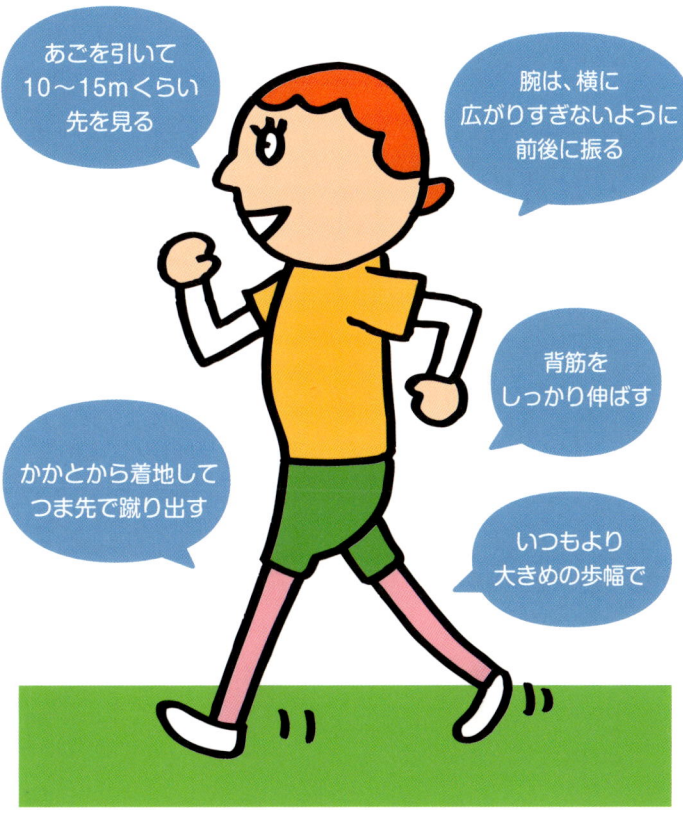

- あごを引いて10〜15mくらい先を見る
- 腕は、横に広がりすぎないように前後に振る
- 背筋をしっかり伸ばす
- かかとから着地してつま先で蹴り出す
- いつもより大きめの歩幅で

日常生活の中で

なるべく階段を使う
エスカレーターやエレベーターがあるところでも、なるべく階段を使いましょう。ちょっとした動きも、積み重ねることがたいせつです。

家事をオーバーアクションぎみに
家事など日常の動作も、手足を大きく動かして行うと、消費エネルギーが増えます。立ったり座ったりが多いぞうきんがけも、よい運動です。

1駅分歩く
通勤や帰宅、買い物で移動するさいに、1駅前で降りて、歩く距離を延ばしてみましょう。少し早足で歩けば、さらに消費エネルギーアップ。

まずは軽い運動から。継続がたいせつ

人間の基本となる運動は歩くことです。まずは一日8000歩を目標に、歩くことを心がけてみましょう。運動量が少なかった人は、徐々に増やしていきます。最近では、万歩計や心拍計など身につける端末とスマートフォンとの連携で、記録が簡単にできます。さらに、体重計などと組み合わせれば、どれだけ運動すればよいかなど励みになります。階段歩行は、骨粗鬆症予防のためにもたいせつです。

激しい運動も週に一度は行えるとよいのですが、心臓病、関節痛などの不安があれば一度主治医と相談してから始めてください。そのさいにも、いきなり激しい運動を開始するのではなく、徐々に強度や時間を増していくことがすすめられます。

なによりもたいせつなのは、楽しんで継続すること。天候の悪い日や体調の悪い日は休んでもよいので、それを機にやめてしまわずに、再開することを大事にしてください。

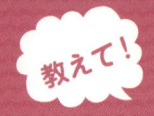

脂肪肝 Q&A

診察時に実際に患者さんから聞かれることの多い、脂肪肝に関するさまざまな疑問に答えます。

Q 脂肪肝になるとNASH（ナッシュ）という病気になって、肝硬変に進行し、死んでしまうとおどかされました。脂肪肝ってそれほど恐ろしい病気なのでしょうか？

A 脂肪肝になった人が全員肝硬変になるわけではありません。NASH（ナッシュ）という病気が最近注目されていますが、脂肪肝の人を長期間観察した研究では、肝臓病の関連で亡くなる人は10～20％程度で、むしろ心疾患やがんによる死亡のほうが多いのです。つまり、メタボや肥満による結末です。

脂肪肝では、脂肪肝そのものを治すこともたいせつですが、その背景にある肥満や高血圧、糖尿病、脂質異常に対してイエローカードが出されたととらえることが重要です。

Q 職場健診で肝機能が低下しているといわれました。心配です。今後、どのようにしたらよいのでしょうか？

A 肝機能検査は、検診や人間ドックで最も異常が見つかりやすい検査項目の一つです。心配しすぎる必要はありません。初めて異常を指摘されたのなら、まず医師の診察を受けてください。近くのクリニックでけっこうです。そこでは、まずC型やB型のウイルス性肝炎かどうかを血液検査で調べます。肝炎ウイルスが陽性であれば、肝臓専門医のいる病院で診てもらうことをおすすめします。ただ、肝機能検査異常の大部分は脂肪肝です。多くの場合、生活習慣を改めることによって、よくなります。

Q 脂肪肝と診断されたら、飲酒は今後いっさいだめなのでしょうか？

A 脂肪肝では、多くの人が飲みすぎの状態にあり、アルコール性脂肪肝と呼ばれます。まずは、しばらくお酒をやめてみて、肝機能の回復を確かめましょう。1か月もすれば、うんとよくなります。

適度な飲酒（一日に男性でアルコール40g以下、女性でアルコール20g以下）におさえられるなら、ずっと断酒を続けなくてもかまいません。しばらくは肝機能検査のチェックを受けながら、飲みすぎにならない飲み方を覚えていくことです。

アルコール性肝硬変に進んでいる人では、肝機能は戻りにくく、断酒が必要です。

Q 検診後の精密検査を受けて、脂肪肝であると診断されました。薬を出されましたが、今後一生飲み続ける必要があるのでしょうか？

A 脂肪肝の治療でたいせつなことは、生活習慣の改善です。脂肪肝は多くの場合、食べすぎ、飲みすぎ、運動不足が原因です。肥満、高血圧、糖尿病、脂質異常も指摘されているかもしれません。脂肪肝はメタボリック症候群の肝臓への表れでもあるのです。薬を出されている場合、生活習慣を変化させなければ、それを一生飲み続けることになります。しかし、生活習慣を改め、減量に成功し、運動も適度に行えば、薬を減らしたり中止したりすることも可能です。

Q 脂肪肝を治すために運動をしたいと考えていますが、どのような注意が必要ですか？

A 脂肪肝の人はメタボリック症候群も合併しやすく、心臓病や脳卒中を発症しやすいのです。肥満があり、ひざを悪くしている人も多いので、運動は主治医と相談してから始めましょう。最もよくないのは、いきなり強い運動を始めて、心臓発作を起こしたり、ひざを痛めたりすることです。運動開始時には、2つのウォーミングアップが重要です。一つは、ウォーミングアップ期間を設け、少しずつ運動強度と時間を増やしていくこと。もう一つは、運動開始直前に柔軟体操などのウォーミングアップを行うことです。

Q 私はほとんどお酒に酔わず、日本酒も5合程度なら平気です。お酒に強い体質なので、肝機能が少々悪くても、飲んでいてだいじょうぶではないでしょうか？

A じつは、そのような人が最もアルコールで肝臓を悪くしやすい人なのです。酔わずに大量に飲めることと、内臓がアルコールに対して強いことは別です。酒に強いといわれる人は、アセトアルデヒドを分解する酵素が強いため、アセトアルデヒドが体にたまりにくく、悪酔いしにくいだけです。むしろ、そのような人はアルコールを大量に飲める分だけ、肝臓を悪くしやすいのです。酒に弱い人は、肝臓を悪くするほどには飲めないのです。

Q 脂肪肝改善のために運動するなら、どの程度の強さの運動にすればよいのでしょうか？

A まずは、有酸素運動から始めましょう。長時間続けても息が上がらない程度の運動です。歩行なら、隣の人と話せる程度の余裕を持って行います。ただし、あまりゆっくりでは効果が薄れます。終わった後に爽快感があり、翌日に疲れを残さないことが一つの目安です。歩行は、最初8000歩を目標にし、できれば1万歩まで増やしていきましょう。

運動することに体が慣れてきたら、さらに週に1度くらいは、少し強い運動も加えられるとよいでしょう。

Q 肝臓が悪いのなら安静にしたほうがよいとまわりの人にいわれました。どの程度、安静にするべきなのでしょうか？

A かつて、「肝臓病には安静を」といわれた時期が確かにありましたが、現在では慢性肝炎や肝硬変であっても、ある程度運動をすすめられる時代を迎えています。安静が必要なのは、黄疸や腹水、肝性脳症などがある時期だけです。

脂肪肝では、むしろ運動不足が肝臓を悪くする原因となっています。運動不足による肥満や脂質異常が、肝臓病を悪化させる一因となっています。したがって、脂肪肝であると診断されたら、積極的に運動することがすすめられます。

Q 生活習慣を正そうとしても、いつも三日坊主で長続きしません。どのようにすればよいのでしょうか？

A 最近、体重や血圧、心拍数などを自動で記録するウェアラブル端末（身につけられる小型の機械）などがどんどん進化しています。スマートフォンを持っていれば、スマートフォンと連動して記録されていくものもあります。

どれくらい運動したのか、どんなものを食べたのかなどを記録しながら、体重や血圧の変化と運動や食事の関係を自分自身で確かめると、とても励みになります。このような文明の利器をうまく利用してみてはどうでしょうか？

Q 脂肪肝によい特別な食事ってあるのでしょうか？　どのようなものを積極的に食べるとよいのか教えてください。

A テレビ番組などで紹介されるような、「これだけを毎日食べればよい」という、脂肪肝に対して特別によい食事があるわけではありません。

脂肪肝の人は、むしろ標準の食事からはずれていたから脂肪肝になったのであり、バランスのよい標準の食事を目指すべきなのです。特別に少ない量にする必要もなく、2週間で体重1kgずつやせることができれば充分と考えてください。一気にやせるのではなく、おだやかにやせていくことのほうが望ましいのです。また、そのほうが長続きします。

おやつ・デザートのエネルギーと脂質量

	エネルギー	脂質
クッキー（1枚60g）	276kcal	12.9g
シュークリーム（1個95g）	235kcal	16.0g
プリン（1個125g）	208kcal	13.4g
アイスクリーム	196kcal	10.3g
ショートケーキ	446kcal	33.7g
チーズケーキ	258kcal	20.1g
どら焼き（1個80g）	218kcal	1.2g
大福（1個95g）	256kcal	0.3g
わらびもち（1パック130g）	279kcal	1.6g
たい焼き	211kcal	1.4g

（女子栄養大学出版部『毎日の食事のカロリーガイド』より）

Q 甘いものの食べすぎは脂肪肝を悪化させると聞きましたが、おやつやデザートがやめられません。どのくらいなら食べてもよいですか？

A 多くても一日150kcal程度にとどめるよう努力しましょう。間食する場合は、一日の適正エネルギーの範囲内に収まるように、食事の量を減らす必要がありますが、極端に食事を減らして甘いものばかりを食べるのはいけません。おやつやデザートは糖質が多く、特に洋菓子では脂質も非常に多いので、食べすぎないことが重要です。ケーキは1個を家族と半分ずつ食べる、食べる量を決めて皿に出して残りはしまうなど、食べすぎないくふうをしてください。

第2章

「バランスよく適量」が キーワード！ 脂肪肝にやさしい食事

食生活に気をつけるようにといわれても、
なにをどうすればいいのかわからないという人が多いのではないでしょうか。
「××もだめ、△△もだめ」と制限ばかりを気にしたり、
「かならず○○しなければ」と窮屈に考えたりしていると、
結局めんどうくさくなって、投げ出してしまうことになりかねません。
脂肪肝を改善するための食事は、継続することこそがたいせつ。
理想の食事を知り、少しずつそのイメージに近づくように努力していきましょう。

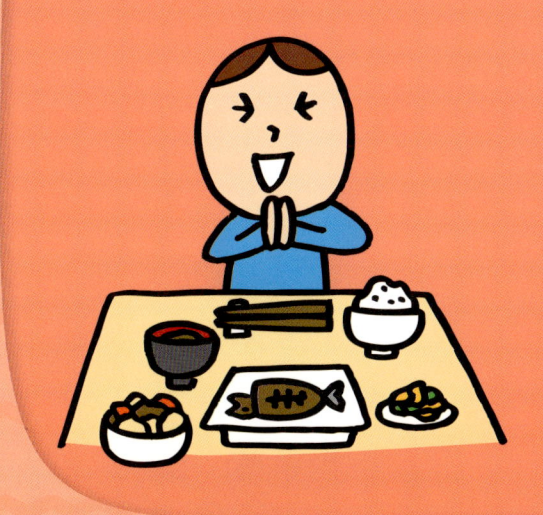

「バランスよく適量」って、どういうこと?

脂肪肝を改善するための特別な食事はありません。バランスよく適量の食事をとることがたいせつ。とはいっても、「バランスよく適量」っていったいなにをどのくらい食べればいいのでしょうか。

穀類

ごはん(胚芽精米)
150g×2

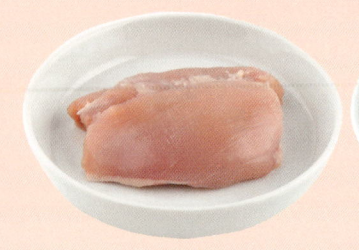

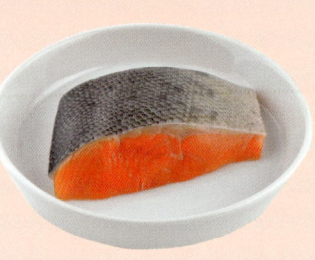

ライ麦パン
90g

肉・魚・卵

鶏もも肉(皮なし) 80g

サケ 80g

卵 50g

ここに示した食品の写真は、一日にとるべき食品の量の目安です。自分の日ごろの食事を思い出しながら見てみましょう。多くの人は、肉や魚などのたんぱく質をとりすぎていて、野菜が不足しているのではないでしょうか。たんぱく質をとりすぎると、食事が高脂肪・高エネルギーになりがちです。脂肪肝を改善するために、適切な量を意識しましょう。

野菜は、ビタミンやミネラル、食物繊維を補給するために一日350g以上を目標に。あわせて、大豆製品、芋類、乳製品、くだものもまんべんなくとるのが理想的です。ただし、乳製品には脂肪が、くだものには果糖が多く含まれるので、とりすぎには注意。

まずは「適量」を意識することから、食生活の改善を始めましょう。

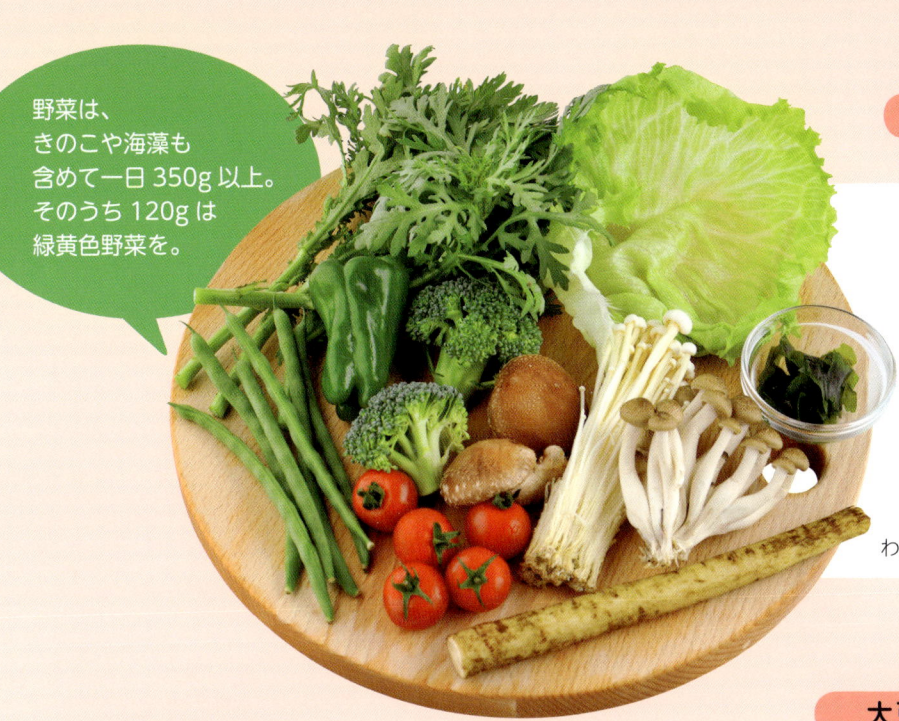

野菜は、きのこや海藻も含めて一日350g以上。そのうち120gは緑黄色野菜を。

野菜

春菊	50g
ブロッコリー	50g
ミニトマト	50g
ごぼう	40g
さやいんげん	30g
ピーマン	20g
レタス	20g
しめじ	30g
えのきたけ	30g
生しいたけ	20g
わかめ(もどして)	10g

くだもの

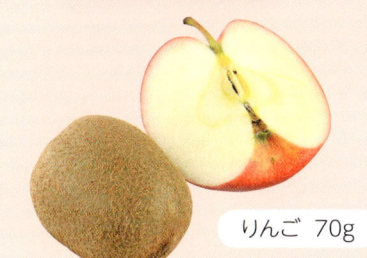

りんご 70g

キウイフルーツ 80g

芋類

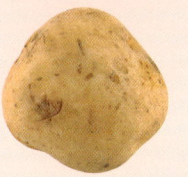

じゃが芋 80g

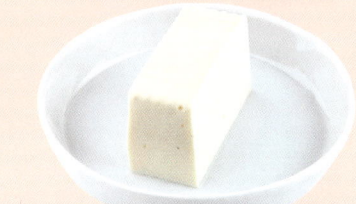

大豆製品

絹ごし豆腐 100g

サラダ油と砂糖はそれぞれ調理用の油脂と調味料としての砂糖の目安量です。
ジャムやはちみつをとったらその分砂糖を少なく、バターやマヨネーズなどをとったらその分サラダ油を少なくしましょう。

乳製品

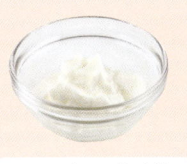

牛乳 150g

ヨーグルト(無糖) 50g

油脂・調味料

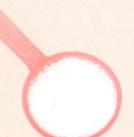

砂糖 9〜10g

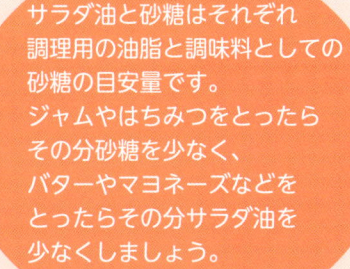

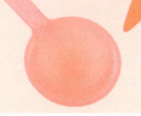

サラダ油 12〜13g

バランスのよい一日の献立

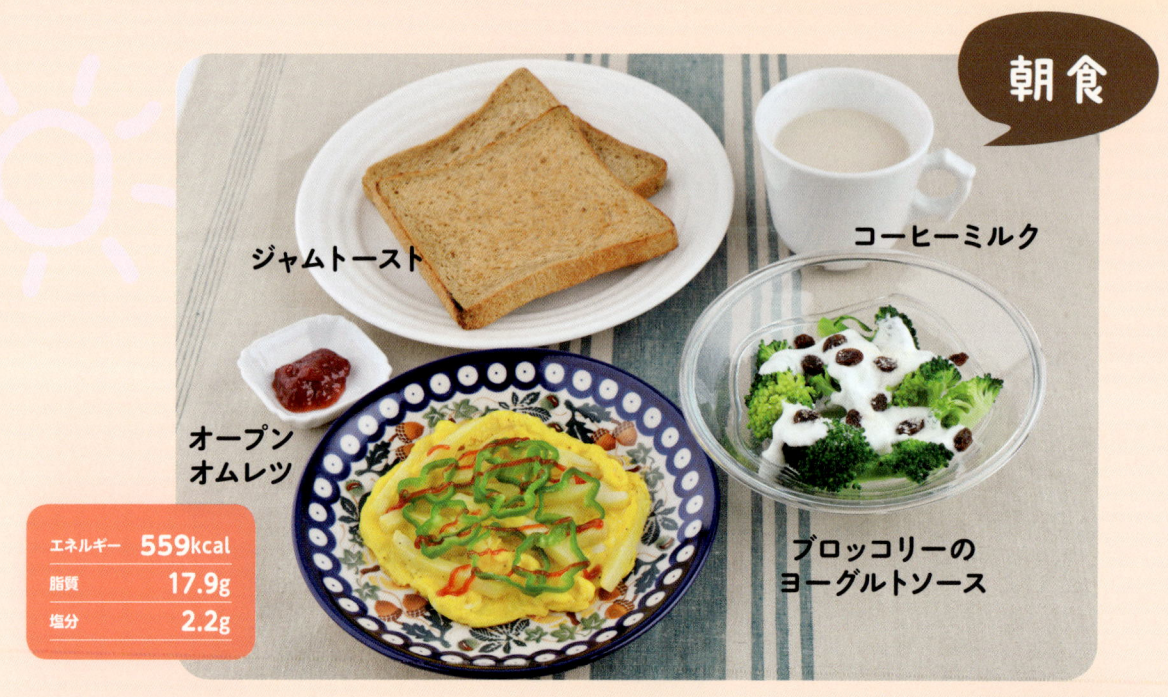

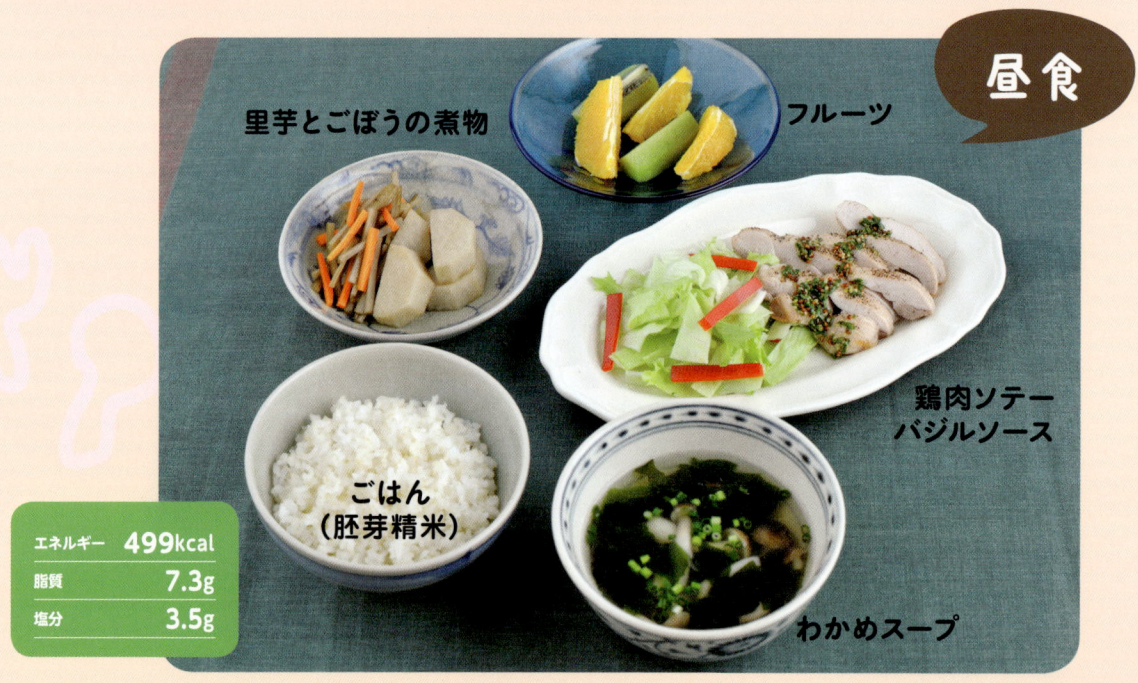

「バランスよく適量」な食材を使った朝・昼・夕の献立の一例です。全体のボリューム感や、肉、魚、野菜の量など、お手本として参考にしましょう。

朝食

- ジャムトースト
- コーヒーミルク
- オープンオムレツ
- ブロッコリーのヨーグルトソース

エネルギー	559kcal
脂質	17.9g
塩分	2.2g

昼食

- 里芋とごぼうの煮物
- フルーツ
- ごはん（胚芽精米）
- 鶏肉ソテーバジルソース
- わかめスープ

エネルギー	499kcal
脂質	7.3g
塩分	3.5g

夕食

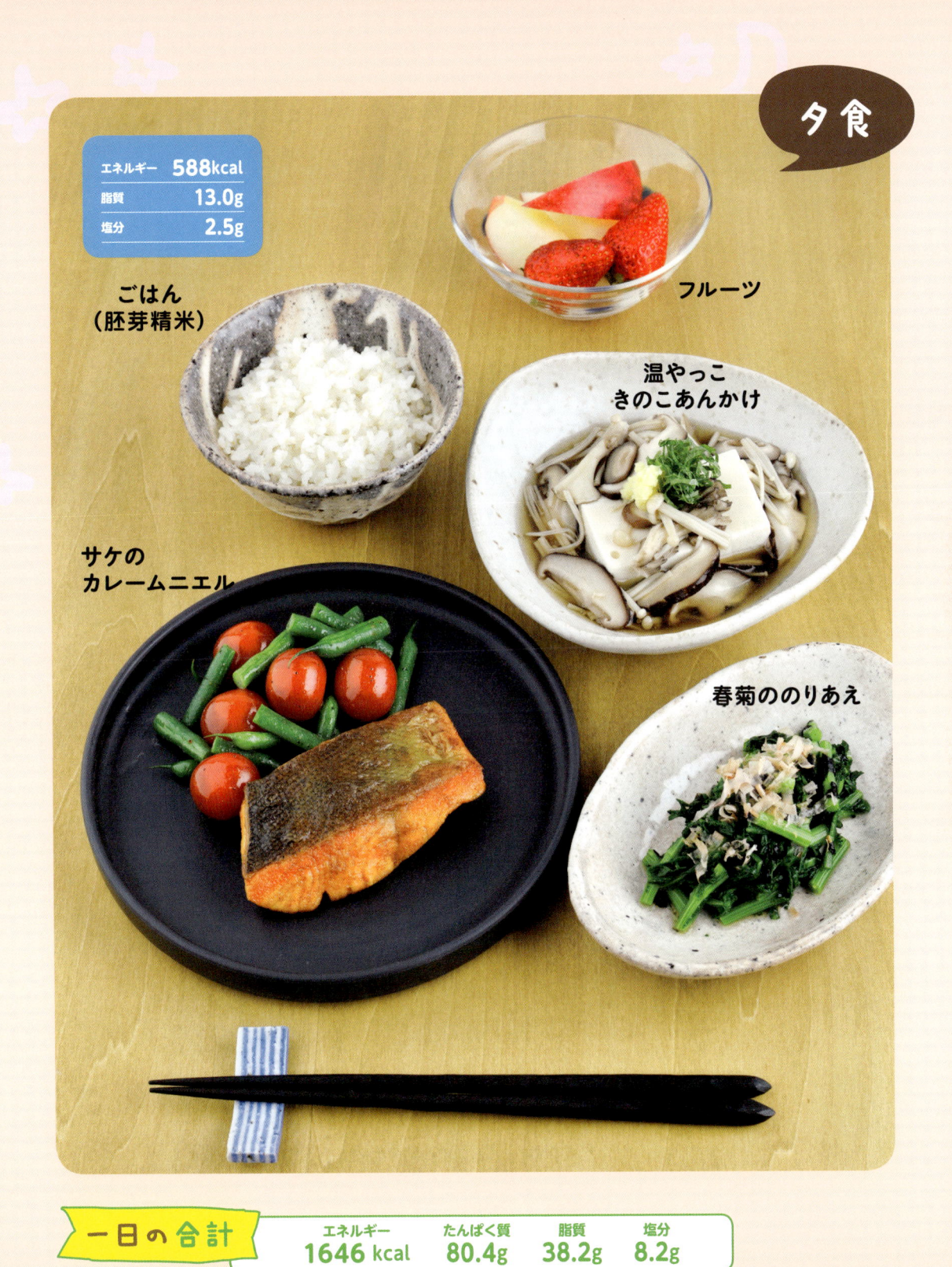

エネルギー	588kcal
脂質	13.0g
塩分	2.5g

ごはん
（胚芽精米）

フルーツ

温やっこ
きのこあんかけ

サケの
カレームニエル

春菊ののりあえ

一日の合計	エネルギー	たんぱく質	脂質	塩分
	1646 kcal	80.4g	38.2g	8.2g

昼食

鶏肉ソテー バジルソース
エネルギー 136 kcal
脂質 5.9g　塩分 1.2g

材料（1人分）
- 鶏もも肉（皮なし）………… 80g
- 塩 ……………… ミニスプーン1/2弱(0.5g)
- 黒こしょう ……………………… 少量
- レタス ………………… 1/2枚(20g)
- 赤ピーマン ……………………… 5g
- バジル ………………… 1枚(1.5g)
- ａ
  - 粒入りマスタード …… 小さじ1(5g)
  - オリーブ油 ………… 小さじ1/2(2g)
  - 酢 ………………… 小さじ1(5g)
  - 砂糖 ……………… 小さじ2/3(2g)
  - 塩 ……………… ミニスプーン1/4(0.3g)
  - 黒こしょう ……………………… 少量

作り方
1. 鶏肉に塩とこしょうをふる。
2. バジルは粗みじん切りにし、ａと混ぜ合わせる。
3. レタスは1cm幅に、赤ピーマンは5mm幅に切る。
4. 1をオーブントースターで5～8分焼く。食べやすく切って皿に盛り、3を添え、2をかける。

ごはん
エネルギー 251 kcal
脂質 0.9g　塩分 0g

材料（1人分）
- ごはん（胚芽精米）………… 150g

フルーツ
エネルギー 26 kcal
脂質 0.1g　塩分 0g

材料（1人分）
- オレンジ ……………… 1/3個(40g)
- キウイフルーツ ………… 1/3個(20g)

ブロッコリーのヨーグルトソース
エネルギー 64 kcal
脂質 2.0g　塩分 0.2g

材料（1人分）
- ブロッコリー ……………………… 50g
- プレーンヨーグルト ……………… 50g
- 塩 ………………………… 少量(0.1g)
- 干しぶどう ………………………… 5g
- 粉チーズ ……………… 小さじ1/2(1g)

作り方
1. ブロッコリーは小房に分け、ゆでて水けをきる。
2. 器に1を盛り、ヨーグルトに塩を混ぜたものをかけ、上から干しぶどうと粉チーズを散らす。

里芋とごぼうの煮物
エネルギー 76 kcal
脂質 0.2g　塩分 1.0g

材料（1人分）
- 里芋 ………………… 中1個(50g)
- ごぼう ………………… 1/5本(30g)
- にんじん ………………………… 10g
- ａ
  - だし ……………… 2/5カップ(80ml)
  - 酒 ………………… 小さじ1(5g)
  - しょうゆ ………… 小さじ1(6g)
  - 砂糖 ……………… 小さじ1(3g)

作り方
1. 里芋は皮をむいて一口大に切り、下ゆでする。
2. ごぼうとにんじんは3cm長さの細切りにし、水にさらす。
3. なべにａ、1、2を入れ、汁けがなくなるまで煮る。

朝食

オープンオムレツ
エネルギー 134 kcal
脂質 8.2g　塩分 0.7g

材料（1人分）
- 卵 …………………… 1個(50g)
- 塩 ……………… ミニスプーン1/4(0.3g)
- 黒こしょう ……………………… 少量
- ピーマン ……………… 1/3個(10g)
- 冷凍ポテト ……………………… 30g
- サラダ油 ………………… 小さじ3/4(3g)
- トマトケチャップ ……… 小さじ1(5g)

作り方
1. ボールに卵を割り入れ、塩とこしょうを加えてときほぐす。
2. ピーマンはへたと種を除き、2mm幅の輪切りにする。
3. フライパンに油を熱し、ポテトをいため、火が通ったら1を流し入れる。ピーマンを散らし、ふたをして蒸し焼きにする。
4. 卵の表面がかたまったら皿に盛り、ケチャップをかける。

ジャムトースト
エネルギー 258 kcal
脂質 2.0g　塩分 1.1g

材料と作り方
ライ麦パン8枚切り2枚(90g)はトーストして、いちごジャム（低糖）10gを添える。

コーヒーミルク
エネルギー 103 kcal
脂質 5.7g　塩分 0.2g

材料と作り方
牛乳3/4カップ(150ml)を温め、コーヒー1/4カップ(50ml)を加える。

夕食

温やっこ きのこあんかけ
エネルギー 92 kcal
脂質 3.3g　塩分 1.1g

材料（1人分）

絹ごし豆腐	1/3丁(100g)
生しいたけ	大1個(20g)
まいたけ	1/5パック(20g)
えのきたけ	20g
だし	3/5ｶｯﾌﾟ(120㎖)
ⓐ みりん	小さじ5/6(5g)
しょうゆ	小さじ1/2(3g)
塩	ﾐﾆｽﾌﾟｰﾝ1/2弱(0.5g)
かたくり粉	小さじ2/3(2g)
水	小さじ2(10㎖)
しょうが	1/2かけ(5g)
青じそ	1枚(1g)

作り方

1 しいたけは軸を除いて薄切りにし、まいたけは食べやすい大きさに裂く。えのきたけは石づきを除き、長さを半分に切る。
2 豆腐は熱湯で温めるか、電子レンジで1分30秒ほど加熱する。
3 なべにだしを入れて煮立たせ、ⓐと1を加えて煮る。
4 きのこに火が通ったら水どきかたくり粉でとろみをつける。
5 2を器に盛り、4のあんをかけて、すりおろしたしょうがとせん切りのしそをのせる。

フルーツ
エネルギー 37 kcal
脂質 0.1g　塩分 0g

材料（1人分）

りんご	1/3個(50g)
いちご	2個(30g)

サケのカレームニエル
エネルギー 194 kcal
脂質 8.5g　塩分 1.0g

材料（1人分）

生ザケ（切り身）	1切れ(80g)
塩	ﾐﾆｽﾌﾟｰﾝ1/2弱(0.5g)
小麦粉	小さじ1 2/3(5g)
カレー粉	小さじ1/4(0.5g)
さやいんげん	4本(30g)
ミニトマト	5個(50g)
サラダ油	小さじ3/4(3g)
オリーブ油	小さじ1/2(2g)
塩	ﾐﾆｽﾌﾟｰﾝ1/4(0.3g)
黒こしょう	少量

作り方

1 サケは塩をふって少しおく。水けをふいて、小麦粉にカレー粉を混ぜ合わせた衣をまぶす。
2 フライパンにサラダ油を中火で熱して1を入れ、ふたをして焼く。焼き色がついたら裏返し、ふたをせずカリッと焼く。
3 さやいんげんは3㎝長さに切り、さっとゆでる。ミニトマトはへたを除く。
4 フライパンにオリーブ油を熱し、3をいため、塩とこしょうで調味する。
5 皿に2を盛り、4を添える。

ごはん
エネルギー 251 kcal
脂質 0.9g　塩分 0g

材料（1人分）

ごはん（胚芽精米） 150g

わかめスープ
エネルギー 10 kcal
脂質 0.2g　塩分 1.3g

材料（1人分）

わかめ	もどして10g
しめじ	1/5パック(20g)
小ねぎ	5g
ⓐ 水	3/4ｶｯﾌﾟ(150㎖)
中国風顆粒だし	小さじ1/3(1g)
塩	ﾐﾆｽﾌﾟｰﾝ1/2弱(0.5g)
うす口しょうゆ	小さじ1/3(2g)
ごま油	少量

作り方

1 わかめは2㎝幅に切る。しめじは石づきを除いてほぐす。
2 小ねぎは小口切りにする。
3 なべにⓐ、1を入れて煮立て、火が通ったら、塩としょうゆで調味し、ごま油を垂らす。
4 2の小ねぎを加えて、器に盛る。

春菊ののりあえ
エネルギー 14 kcal
脂質 0.2g　塩分 0.4g

材料（1人分）

春菊	1/4束(50g)
焼きのり	全型1/10枚(0.3g)
ⓐ しょうゆ	小さじ1/3(2g)
だし	小さじ2(30㎖)
削りガツオ	少量

作り方

1 春菊はゆでて水けを絞り、3㎝長さに切る。焼きのりはよくもみ、細かくする。
2 春菊をⓐであえ、のりを加えて混ぜ合わせる。
3 器に盛り、削りガツオをふる。

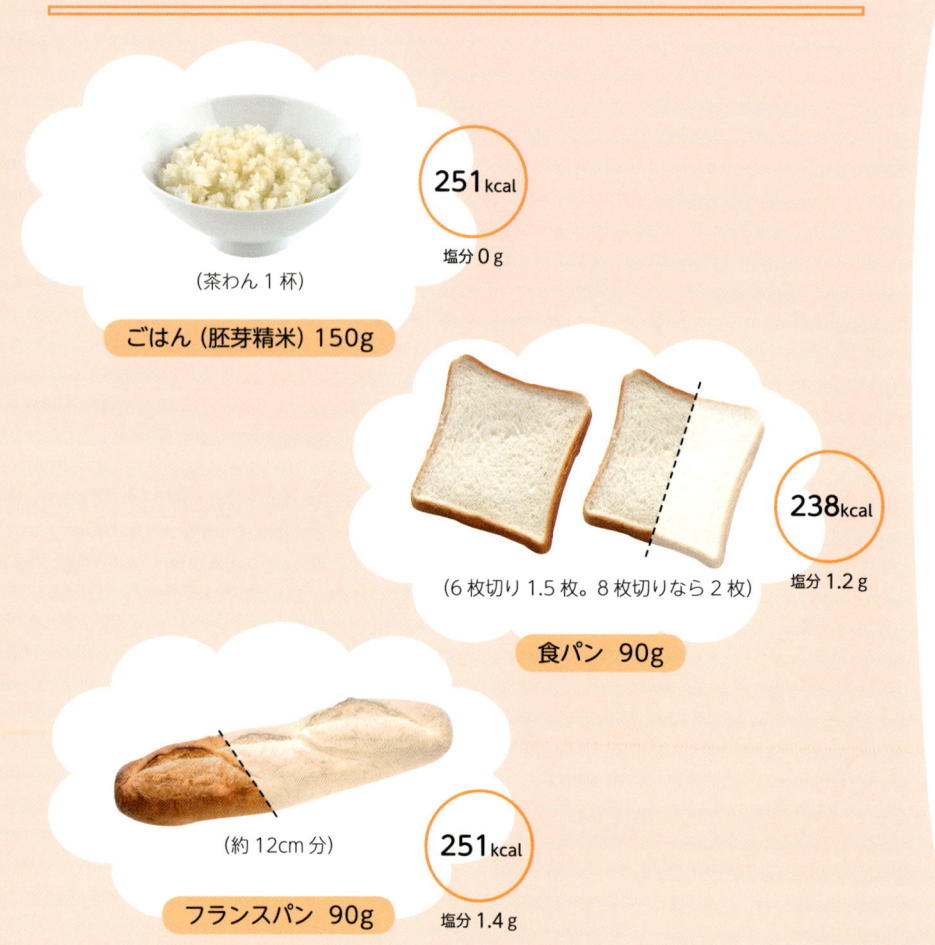

「主食」って、なにをどれくらい食べたらいいの？

1食分の主食（250kcal分）はこのくらい

ごはん（胚芽精米）150g
（茶わん1杯）
251kcal　塩分0g

食パン 90g
（6枚切り1.5枚。8枚切りなら2枚）
238kcal　塩分1.2g

フランスパン 90g
（約12cm分）
251kcal　塩分1.4g

主食は、おもに活動のエネルギー源となる「炭水化物」を補給するために必要なものです。ごはん、パン、めん類などがこれにあたります。1食の主食の目安となる量は、エネルギー250kcal分程度です。主食250kcal分の量を頭に入れておきましょう。

脂質が少なく塩分がないごはんは、主食として特に優秀。一日3食のうち、少なくとも1食はごはんを食べましょう。ビタミンやミネラルを多く含む胚芽精米や玄米がおすすめです。

パンを食べる場合、バターを多く使ったクロワッサンやデニッシュ、菓子パンは避けましょう。また、パンを主食にすると、パン自体に脂質や塩分があるうえに、バターを塗ったり、ベーコンやウインナーを食べたりと、脂質や塩分が多い食事になりがちです。めん類の塩分にも注意が必要です。

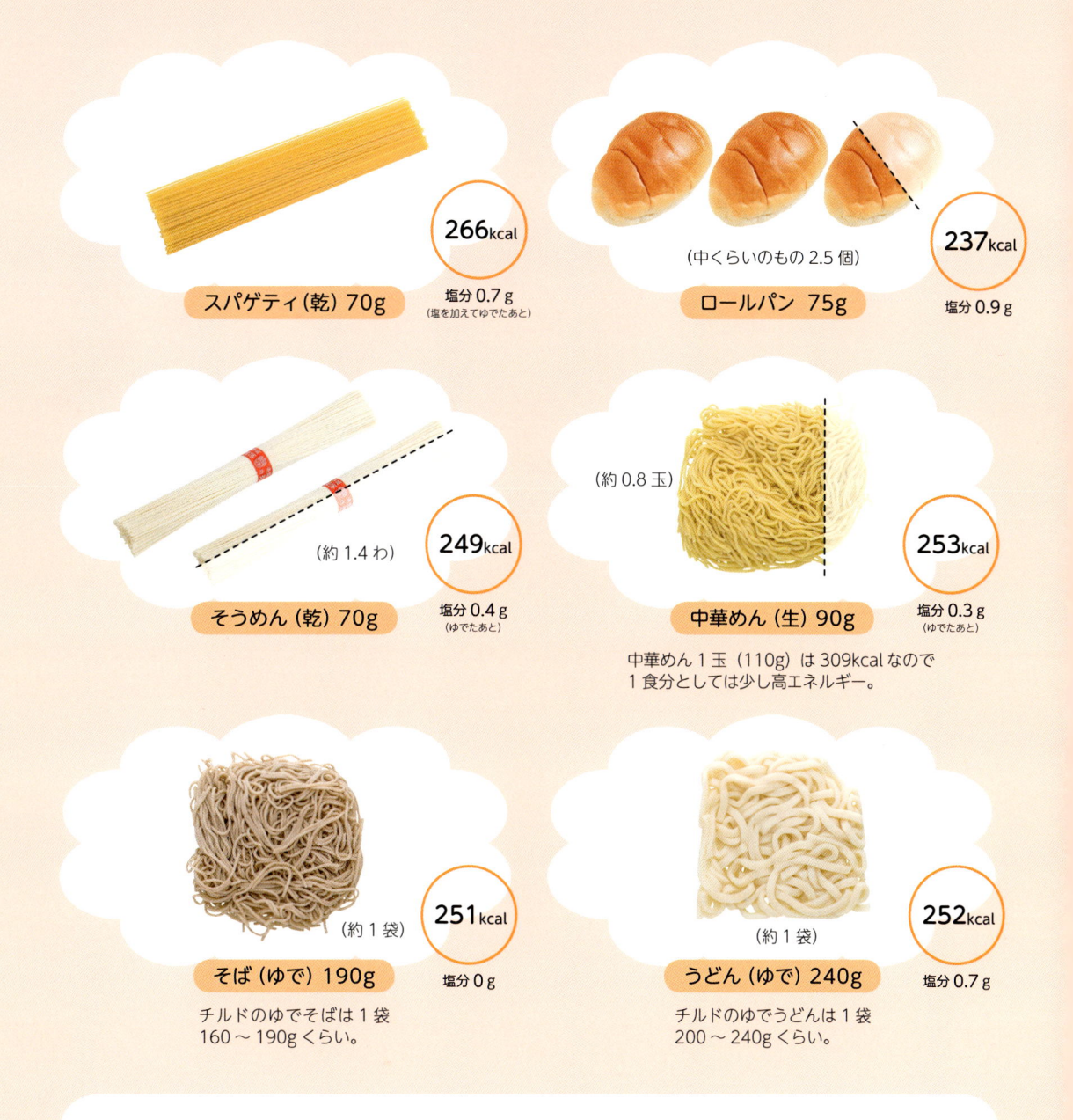

スパゲティ（乾）70g 266kcal 塩分0.7g (塩を加えてゆでたあと)

ロールパン 75g （中くらいのもの2.5個） 237kcal 塩分0.9g

そうめん（乾）70g （約1.4わ） 249kcal 塩分0.4g （ゆでたあと）

中華めん（生）90g （約0.8玉） 253kcal 塩分0.3g （ゆでたあと）

中華めん1玉（110g）は309kcalなので1食分としては少し高エネルギー。

そば（ゆで）190g （約1袋） 251kcal 塩分0g

チルドのゆでそばは1袋160〜190gくらい。

うどん（ゆで）240g （約1袋） 252kcal 塩分0.7g

チルドのゆでうどんは1袋200〜240gくらい。

外食のごはんの量に注意！

どんぶり物やカレーライス、市販のお弁当などの多くは、ごはんの量が250〜300gと、適量の150gのおよそ2倍にもなります。ごはん少なめと注文したり、多すぎる分は残したりして、食べすぎを防ぎましょう。

「主菜」って、なにをどれくらい食べたらいいの？

主菜とは？

たんぱく質を多く含む肉、魚、卵、大豆製品などをおもな材料とする、比較的ボリュームのあるメインのおかずのこと。この本で紹介する肉の主菜、魚の主菜のエネルギー量は、1品 **250kcal** 前後です。

※ 53～63ページでは、さらに低エネルギーな主菜を紹介しています。

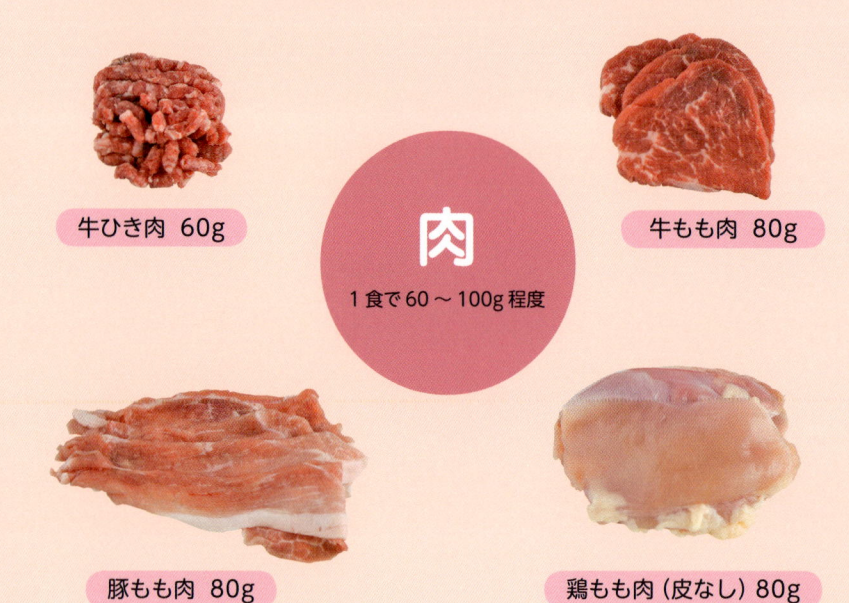

肉
1食で60～100g程度

- 牛ひき肉 60g
- 牛もも肉 80g
- 豚もも肉 80g
- 鶏もも肉（皮なし）80g

主菜は、肉や魚などをおもな材料とするメインのおかずです。肉や魚などには、おもに体を作る栄養素である「たんぱく質」が多く含まれています。良質のたんぱく質を適量とることは、肝臓の機能を保つためにも欠かせません。

ただし、たんぱく質を多く含む食品には、脂質も含まれています。たくさん食べすぎると、栄養バランスがくずれて高脂肪・高エネルギーになってしまうおそれもあります。現代の日本人は、たんぱく質が不足していることはあまりありません。むしろ、とりすぎに注意が必要です。

分量どおりの肉や魚でもの足りなさを感じるようなら、脂肪やエネルギーの少ない種類や部位を選んで少し量を増やしたり、野菜でボリュームを出したりするのもよいでしょう。

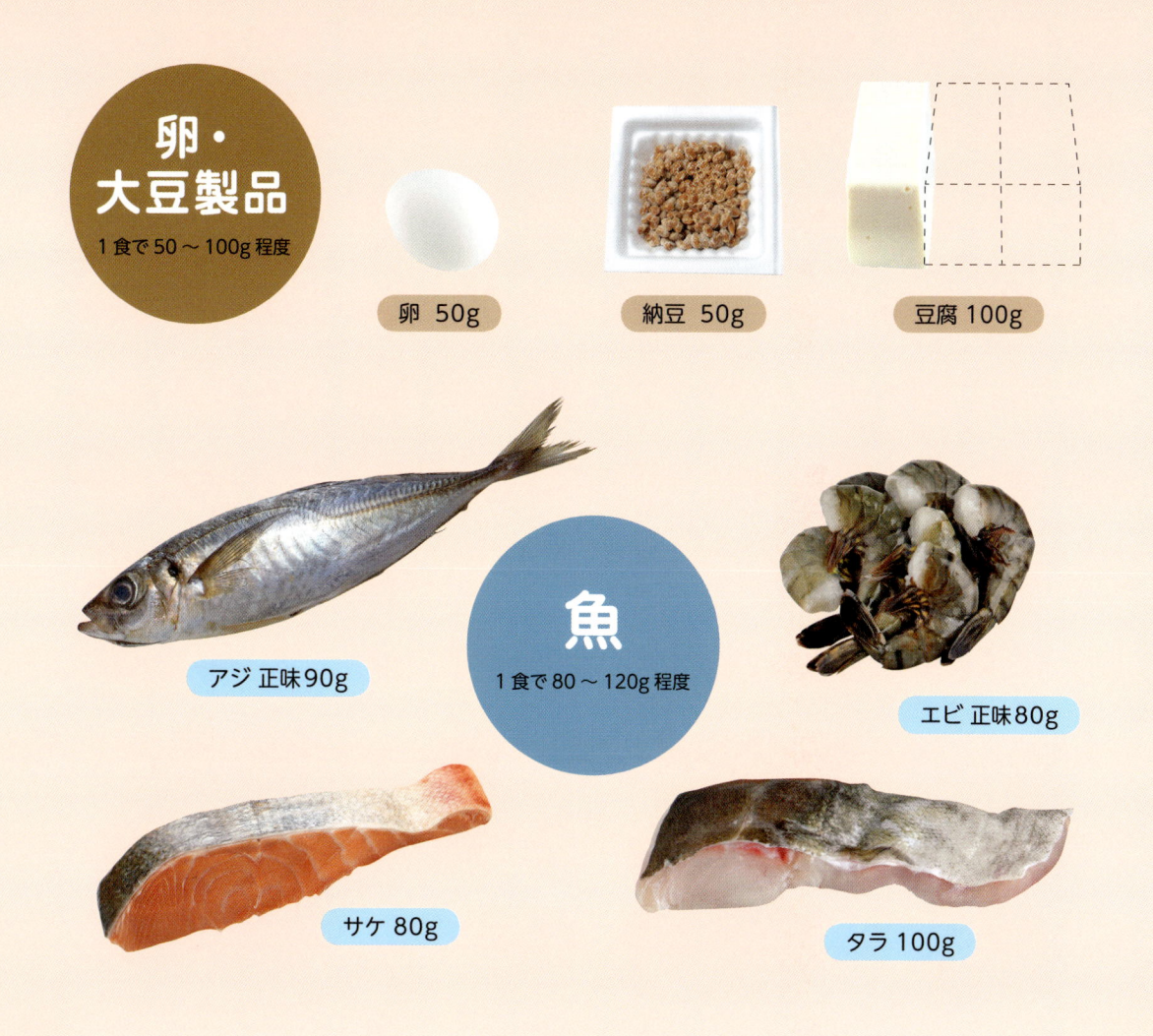

卵・大豆製品
1食で50〜100g程度

卵 50g

納豆 50g

豆腐 100g

魚
1食で80〜120g程度

アジ 正味90g

エビ 正味80g

サケ 80g

タラ 100g

肉より魚を積極的に。
大豆製品も活用してヘルシーに！

メインディッシュといえば肉！　という人も多いかもしれませんが、同じ脂質でも肉の脂より魚の脂のほうが体によいことがわかっています。切り身など扱いやすい材料を使って、魚料理を多めに食卓に登場させましょう。大豆製品は、肉や魚と違って植物性のたんぱく質が多い食品で、エネルギーも脂質も控えめ。量をしっかり食べたいときの強い味方です（大豆製品を使った主菜は、53ページ「ゴーヤーチャンプルー」、63ページ「厚揚げの野菜あんかけ」）。

「副菜」って、なにをどれくらい食べたらいいの？

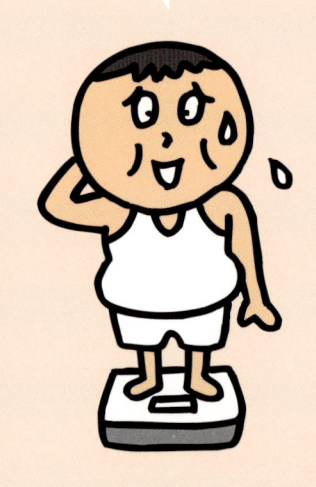

副菜とは？

ミネラル類やビタミン類、食物繊維を多く含む、野菜、きのこ、海藻、芋類をおもな材料とするサブのおかずのこと。この本で紹介する副菜のエネルギー量は、すべて100kcal未満。85～91ページで紹介する野菜の副菜は、1品で野菜が約100gとれるレシピになっています。

一日350gの野菜をとるには？

主菜のエネルギー量や、ほかの料理とのバランスを考えて、1食につき1～2品の副菜を選びます。忙しいときは野菜ジュースを飲むのもよいですが、なるべく料理で野菜を食べるようにしましょう。

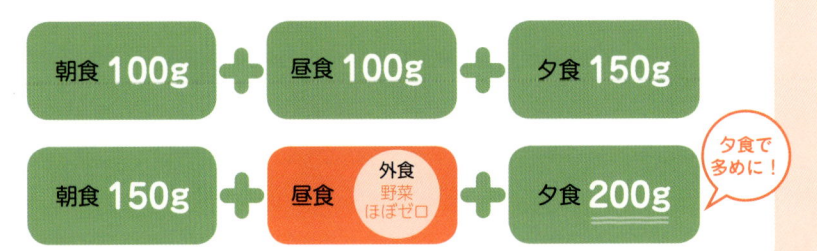

朝食 100g ＋ 昼食 100g ＋ 夕食 150g

朝食 150g ＋ 昼食 外食 野菜ほぼゼロ ＋ 夕食 200g

夕食で多めに！

副菜は、野菜、きのこ、海藻などをおもな材料とするサブのおかずです。野菜は、きのこと海藻を合わせて一日に350g以上とるのが理想。副菜で野菜をたっぷりと食べましょう。

野菜には、不足しがちなビタミンやミネラル、食物繊維が豊富に含まれています。低エネルギーのものが多いので、調理で加わる脂質や塩分に気をつければ、たくさん食べても食べすぎになることはまずありません。ただし、かぼちゃ、とうもろこし、芋類には、炭水化物が比較的多く含まれていて、エネルギーもやや高め。芋類は、一日80～100g程度を目安に食べるとよいでしょう。

くだものにもビタミンが豊富です。一日に150gくらいを食べましょう。ただし、くだものには果糖も多いので、食べすぎには気をつけて。

野菜50gはこのくらい

写真のそれぞれの量の野菜を7種類食べると、一日の目標量の350gになります。合計350g以上になれば、7種類食べなくてもかまいません。

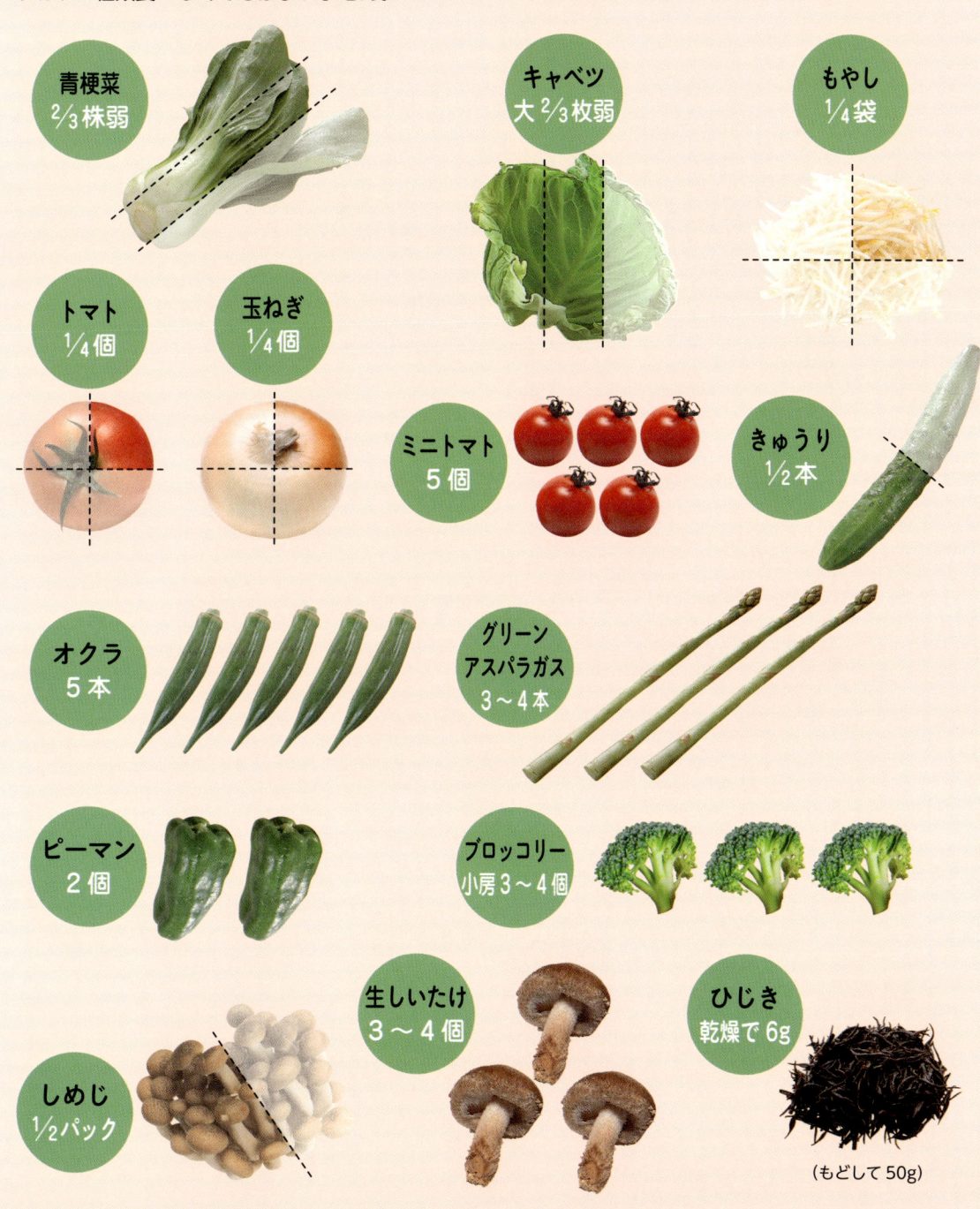

- 青梗菜 2/3株弱
- キャベツ 大2/3枚弱
- もやし 1/4袋
- トマト 1/4個
- 玉ねぎ 1/4個
- ミニトマト 5個
- きゅうり 1/2本
- オクラ 5本
- グリーンアスパラガス 3〜4本
- ピーマン 2個
- ブロッコリー 小房3〜4個
- しめじ 1/2パック
- 生しいたけ 3〜4個
- ひじき 乾燥で6g（もどして50g）

51

昼食が外食だったときの ヘルシー夕食献立

昼食に牛丼を食べたら……？

ヘルシー夕食献立 ①

野菜たっぷりの夕食で、ビタミンや食物繊維をしっかりカバー！

牛丼には、少量の玉ねぎ以外に野菜が入っていません。ほかの食事でしっかり補わないと、野菜不足になってしまうので要注意。夕食献立は、主菜にも副菜にも、野菜をたっぷり使ったメニューをそろえましょう。

主菜は、3種類の野菜と豆腐、卵をいため合わせた「ゴーヤーチャンプルー」。肉類を使わないのが、低エネルギーにするポイントです。

■ こんな昼食を食べた日にも……
親子丼、うな丼、にぎりずし、カレーライス、オムライスなど。

外食ランチの定番は、脂肪肝の人には注意が必要なものばかり。できるだけ避けたいものです。食べてしまった日は、低エネルギー・低脂肪・野菜たっぷり・塩分控えめの4つのポイントをおさえた、ヘルシーな夕食で挽回しましょう！

✓ 牛丼の栄養バランスをチェック！

牛丼は並盛りで832kcalと高エネルギーなうえに、野菜がほとんどとれず、栄養バランスに問題があります。

ごはんの量は並盛りでも約300gと、1食の目安量150gの2倍です。大盛りはやめておきましょう。

塩分も多めで、特に煮汁にたくさん含まれているので、煮汁たっぷりの「つゆだく」にするのは避けましょう。紅しょうがも塩分が多いので、たくさん食べすぎないこと。

野菜をプラスするなら、塩分の多い漬物ではなくサラダがおすすめです。脂質の多いドレッシングは、かけすぎないように注意。

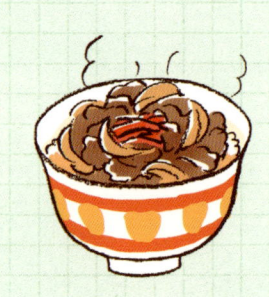

エネルギー	832kcal
たんぱく質	26.5g
脂質	25.4g
炭水化物	115.5g
塩分	3.8g

女子栄養大学出版部
『毎日の食事のカロリーガイド』より

ヘルシー夕食献立 ①

低エネルギーで野菜たっぷり献立

エネルギー	脂質	塩分
515 kcal	13.8g	2.4g

ほうれん草とえのきのお浸し

ゴーヤーチャンプルー

長芋の梅肉あえ

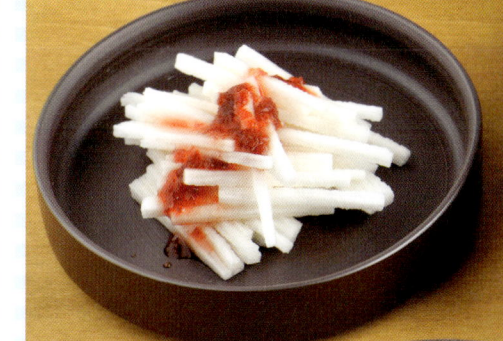

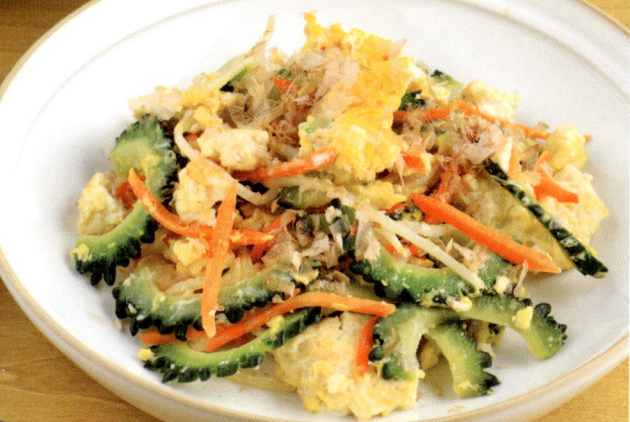

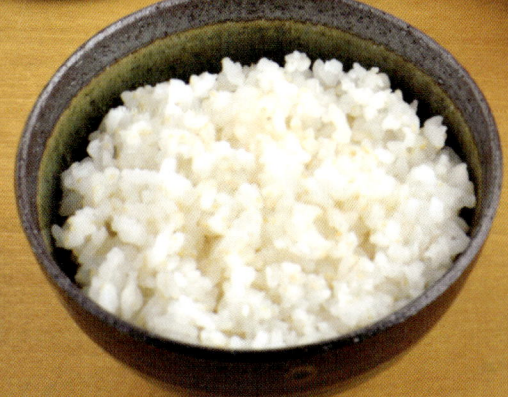

ごはん（胚芽精米）

副菜

長芋の梅肉あえ
エネルギー 41 kcal
脂質 0.1g　塩分 0.7g

材料（1人分）
長芋 …………… 3cm長さ(40g)
┌ 梅肉 ………………………… 3g
└ みりん …………… 小さじ1(6g)

作り方
1 長芋は皮をむいて縦に細切りにする。
2 ボールに梅肉とみりんを入れて混ぜ合わせる。
3 1を器に盛り、2をかける。

ごはん
エネルギー 251 kcal
脂質 0.9g　塩分 0g

材料（1人分）
ごはん（胚芽精米） ………… 150g

副菜

ほうれん草とえのきのお浸し
エネルギー 17 kcal
脂質 0.3g　塩分 0.5g

材料（1人分）
ほうれん草 ………… 3株(50g)
えのきたけ ………………… 20g
┌ しょうゆ ……… 小さじ1/2(3g)
└ だし …………… 大さじ1(15mℓ)

作り方
1 ほうれん草は根の部分を除き、3〜4cmの長さに切る。えのきたけは石づきを除き、長さを半分に切る。
2 熱湯で1をゆでる。冷水にとってさまし、水けを絞る。
3 2をだしとしょうゆであえる。

主菜

ゴーヤーチャンプルー
エネルギー 206 kcal
脂質 12.5g　塩分 1.2g

材料（1人分）
もめん豆腐 ………… 1/3丁(100g)
ゴーヤー ……………… 1/4本(50g)
にんじん ……………………… 7g
もやし ………………… 1/8袋(25g)
卵 …………………………… 1個(50g)
┌ サラダ油 ……… 小さじ1/2(2g)
└ ごま油 ………… 小さじ1/4(1g)
┌ 塩 …………… ミニスプーン1/2弱(0.5g)
└ こしょう …………………… 少量
┌ 酒 …………… 小さじ1 1/2(7.5g)
└ しょうゆ ……… 小さじ1/2(3g)
削りガツオ ………………… 1.5g

作り方
1 なべに湯を沸かし、豆腐を手でほぐしながら入れてひと煮立ちさせる。ざるにあげてあら熱をとり、水けをきる。
2 ゴーヤーは縦半分に切り、スプーンで種とわたをとり除き、薄切りにする。にんじんは細切りにする。
3 フライパンにサラダ油とごま油を熱し、2ともやしをいため、塩とこしょうで調味する。
4 1を加えていため、酒としょうゆで調味する。
5 野菜に火が通ったら、割りほぐした卵をまわし入れ、全体を大きく混ぜる。
6 卵に火が通ったら、削りガツオを加えてざっくり混ぜ、器に盛る。

---

check! お浸しは、野菜不足の救世主！

今日はちょっと野菜が足りていないな……と思ったら、夕食にお浸しを1品プラスしましょう。小松菜、青梗菜、春菊、水菜、白菜など、葉物野菜ならなんでもOK。食べやすく切ってゆでるだけと、非常に手軽です。

しょうゆをそのままかけるのではなく、5倍量のだしで割っただししょうゆであえるのがポイント。塩分を大幅におさえることができます。好みで少量の削りガツオをかけてもよいでしょう。

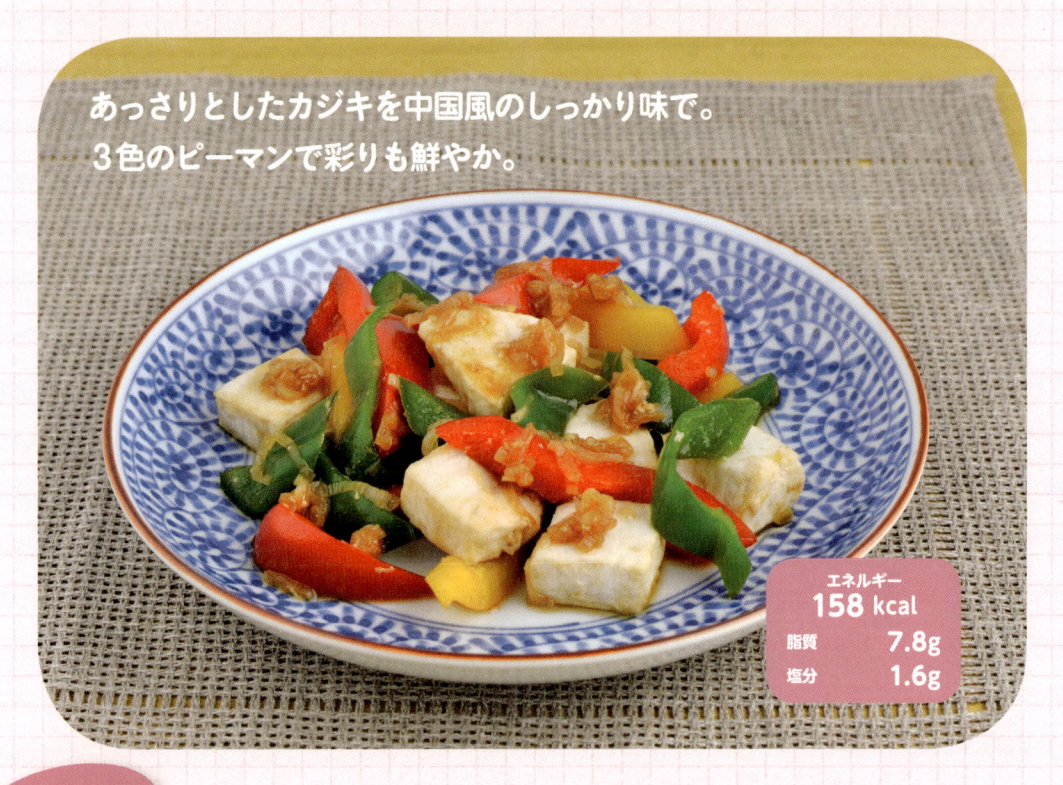

あっさりとしたカジキを中国風のしっかり味で。
3色のピーマンで彩りも鮮やか。

エネルギー
158 kcal
脂質　**7.8g**
塩分　**1.6g**

主菜 差しかえ

カジキとパプリカのいため物

材料（1人分）

- カジキ（切り身）……………… 70g
  - 塩 …………………… ﾐﾆｽﾌﾟｰﾝ1/6(0.2g)
  - こしょう ………………………… 少量
- ピーマン ………………………… 3/5個(15g)
- 赤ピーマン ……………………… 15g
- 黄ピーマン ……………………… 15g
- ねぎ ……………………………… 15g
- にんにく ………………………… 1/5かけ(1g)
- しょうが ………………………… 2g
- ⓐ
  - オイスターソース ……… 小さじ1/2(3g)
  - 砂糖 ………………… 小さじ1/2(1.5g)
  - しょうゆ ……………… 小さじ1(6g)
  - 中国風顆粒だし ……… 小さじ1/3(1g)
  - 水 …………………… 大さじ2(30mℓ)
- サラダ油 ………………… 小さじ3/4(3g)

作り方

1. カジキは2cm角に切り、塩とこしょうで下味をつける。
2. ピーマン3種類はへたと種をとり除いて1cm幅の斜め切りにする。
3. ねぎは小口切りにし、にんにくとしょうがはみじん切りにする。
4. ボールにⓐを混ぜ合わせる。
5. フライパンに油を熱し、**3**をいためる。香りが出たら**1**を加えて焼く。
6. カジキが色づいたら、**2**を加えていため、全体に火が通ったら、**4**を加えて調味する。

昼食が**外食**だったときの

ヘルシー夕食献立 ②

昼食に**豚カツ定食**を食べたら……？

夕食の主菜には脂質の少ない魚を選び、なるべく油を使わず調理。

お昼に外食で揚げ物を食べてしまったら、その日のほぼ一日分の脂質をとってしまったことになるといっても過言ではありません。夕食には、極力油を使わない献立をおすすめします。

ノンオイルの主菜としては最も手軽な刺し身を、せん切り野菜と合わせてサラダ風に仕立てた「中国風刺し身」を中心に、食物繊維が豊富な副菜2品を組み合わせました。主菜の差しかえメニュー「アジのアクアパッツァ」は、さらに脂質が少なめです。

■こんな昼食を食べた日にも……
から揚げ定食、しょうが焼き定食、酢豚定食、天丼、カツ丼など。

✅ **豚カツ定食**の栄養バランスをチェック！

　揚げ物は高脂肪・高エネルギー食の代表格。なるべくなら避けたいメニューですが、どうしても食べたいときは、エネルギーや脂質が少ない素材を選びましょう。たとえばロースカツをヒレカツにするだけで、エネルギーが100kcal以上も低くなり、脂質も大幅にカットできます。

　定食のごはんの量は、200～300gと多めなので、注文時に「ごはん少なめ」と頼むとよいでしょう。

　食べ方で気をつけたい点は、塩分の多い漬物やみそ汁は全部食べずに残すこと、キャベツのせん切りやパセリなどつけ合わせの野菜は残さず食べること。ただし、野菜にマヨネーズが添えてあったら避けてください。マヨネーズは脂質が多く、少量でも高エネルギー。マヨネーズたっぷりのポテトサラダなども、あまり食べないほうがよいでしょう。

【ロースカツ（単品）】

エネルギー	510kcal
脂質	37.7g
塩分	0.9g

【ヒレカツ（単品）】

エネルギー	380kcal
脂質	22.1g
塩分	0.9g

マイナス130kcal

女子栄養大学出版部
『毎日の食事のカロリーガイド』より

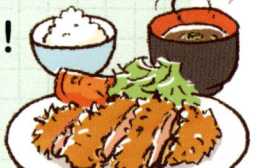

ごはん
（胚芽精米）

ヘルシー夕食献立❷
ノンオイル調理で脂質控えめ献立

エネルギー	脂質	塩分
502 kcal	12.2g	1.7g

れんこんとしめじのきんぴら

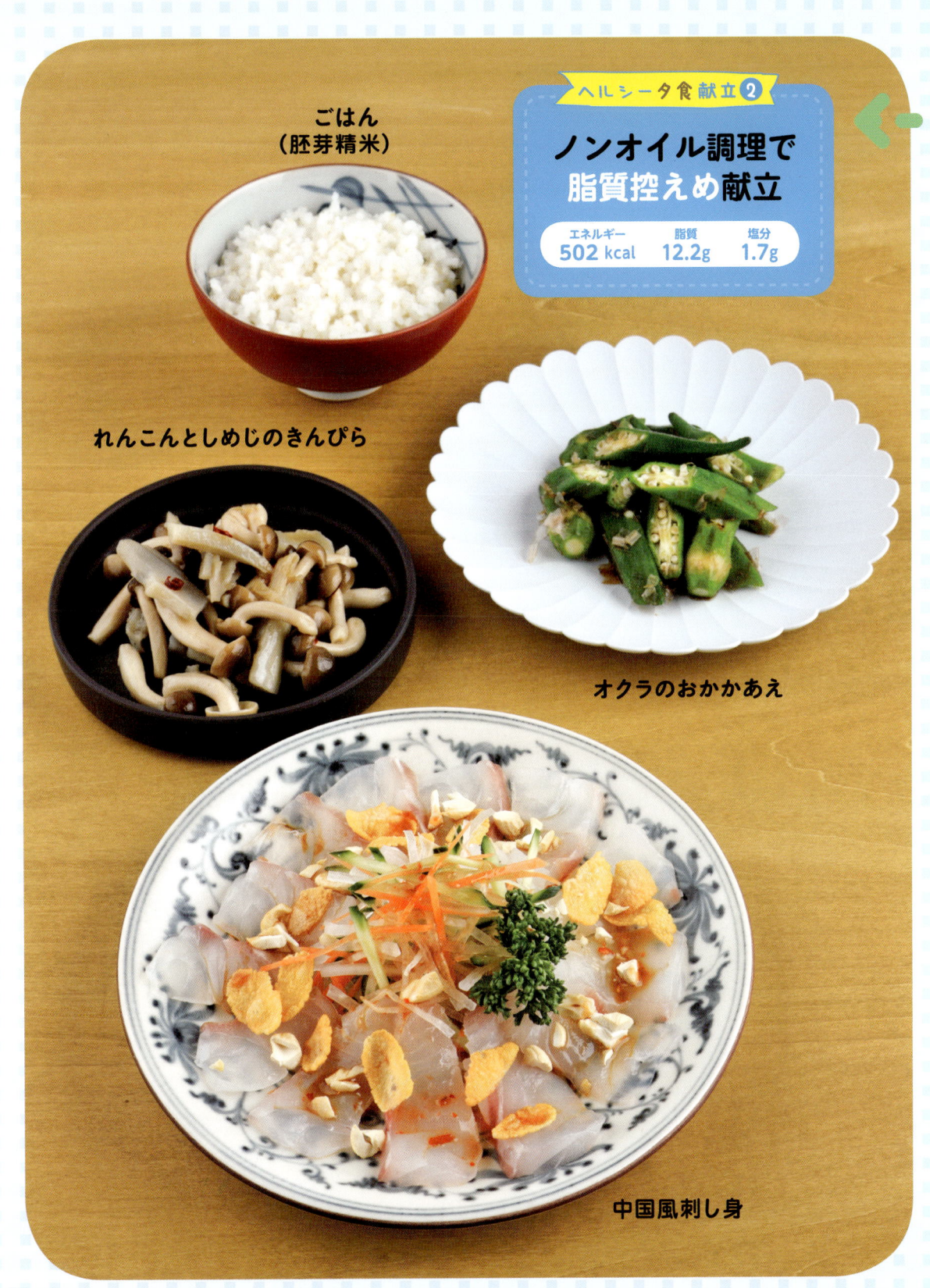

オクラのおかかあえ

中国風刺し身

副菜

オクラのおかかあえ
エネルギー 21 kcal
脂質 0.1g　塩分 0.4g

材料（1人分）
オクラ……………………50g
┌ 削りガツオ……………1g
└ しょうゆ……………小さじ1/2(3g)

作り方
1 オクラはへたを除き、塩少量（分量外）をまぶしてこすり、熱湯でゆでる。水にさらしてざるにあげ、水けをきり、1本を斜めに2〜3等分に切る。
2 ボールに1、削りガツオ、しょうゆを入れてあえる。

ごはん
エネルギー 251 kcal
脂質 0.9g　塩分 0g

材料（1人分）
ごはん（胚芽精米）…………150g

副菜

れんこんとしめじのきんぴら
エネルギー 62 kcal
脂質 1.2g　塩分 0.5g

材料（1人分）
れんこん…………………40g
しめじ……………1/4パック(25g)
とうがらし………………1/4本
サラダ油……………小さじ1/4(1g)
酒……………………小さじ1(5g)
┌ みりん……………小さじ1(6g)
└ しょうゆ…………小さじ1/2(3g)

作り方
1 れんこんは皮をむいて縦半分に切り、すりこぎでたたいて割れ目を入れる。4〜5cm長さに切り、水にさらしてアクを除く。
2 しめじは石づきを除き、小房に分ける。とうがらしは種を除いて小口切りにする。
3 なべに油を熱して1をいため、少し火が通ったら2、酒を加えていためる。みりん、しょうゆを加えて調味する。

主菜

中国風刺し身
エネルギー 168 kcal
脂質 10.0g　塩分 0.8g

材料（1人分）
タイ（刺し身用）……………60g
大根…………………………20g
きゅうり……………………10g
にんじん……………………5g
カシューナッツ……………3g
コーンフレーク……………1g
豆板醤………………………少量
┌ 酢……………大さじ1/2弱(7g)
a│ しょうゆ……小さじ5/6(5g)
└ ごま油………小さじ1/2(2g)
パセリ………………………少量

作り方
1 タイはそぎ切りにする。
2 大根、きゅうり、にんじんはせん切りにする。
3 カシューナッツは刻む。aを混ぜ合わせる。
4 皿に2の野菜を盛り、1の刺し身をのせ、カシューナッツとコーンフレークを散らす。
5 aをかけて、パセリを添える。

---

check!　歯ごたえのある食材を積極的に使って、満腹感アップ！

よくかんで食べることは、満腹感を得るためにとてもたいせつです。れんこん、ごぼうなど、歯ごたえのある根菜類には、不足しがちな食物繊維もたっぷり。副菜として積極的に食卓に登場させましょう。

オクラやアスパラガス、ブロッコリーなどは、少し大きめに切ったり、ゆで加減に気をつけてやや歯ごたえを残すようにしたりすると、よくかんで食べる習慣につながります。

中国風刺し身にトッピングしたコーンフレークやカシューナッツは、普通の野菜サラダに散らしてもよいでしょう。サクサクした食感がアクセントになり、食べごたえが増します。ただし、ナッツは脂質が多いので、少量にとどめましょう。

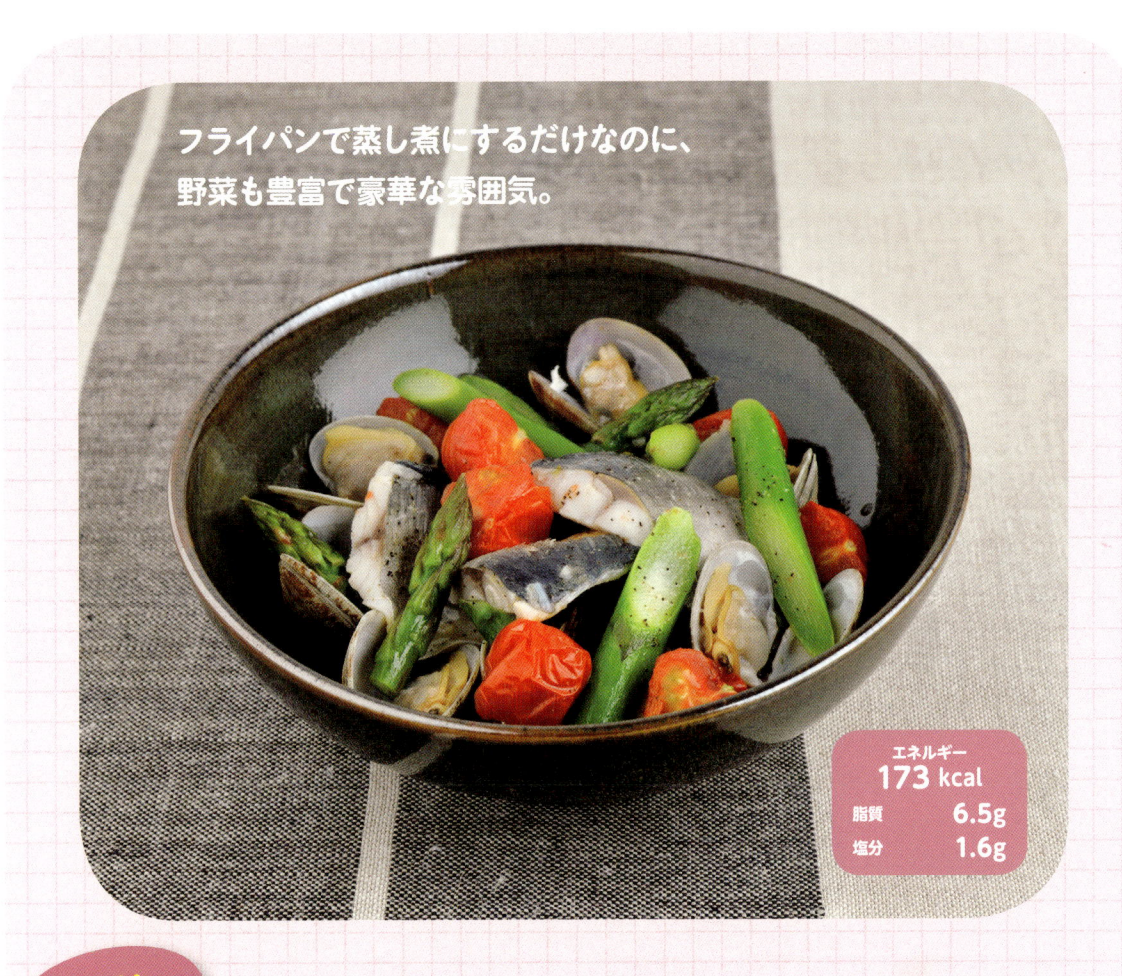

フライパンで蒸し煮にするだけなのに、
野菜も豊富で豪華な雰囲気。

エネルギー
173 kcal
脂質 6.5g
塩分 1.6g

主菜
差しかえ

アジのアクアパッツァ

材料（1人分）

アジ	小1尾(60g)
アサリ	殻つき125g(50g)
グリーンアスパラガス	4本(60g)
ミニトマト	6個(60g)
にんにく	1/3かけ(2g)
オリーブ油	小さじ1(4g)
ⓐ 水	1/4ｶｯﾌﾟ(50mℓ)
白ワイン	大さじ1 1/3(20mℓ)
塩	ﾐﾆｽﾌﾟｰﾝ1/4(0.3g)
黒こしょう	少量

作り方

1. アジは三枚におろし、一口大に切る。アサリは洗い、ざるにあげる。
2. アスパラガスは4cm長さの斜め切りに、ミニトマトはへたを除いて半分に切る。にんにくはみじん切りにする。
3. フライパンに**1**、**2**、ⓐを入れて中火にかけ、ふたをして6～7分蒸し煮にする。
4. アサリの口が開いたらふたをとり、塩とこしょうで調味する。

昼食が**外食**だったときの

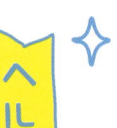

昼食に**ラーメン**を食べたら……？

ヘルシー夕食献立 ③

塩分を控え、野菜もたくさんとれるさっぱりメニューに。

塩分摂取量の上限は、一日あたり男性で8g、女性で7gが目安ですが、ラーメンの場合、1杯でこの量に達してしまうこともあります。ラーメンを食べてしまった日の夜は、塩分を極力控えた献立で調整しましょう。

主菜は、しょうがの香りをきかせたブリの照り焼き。下味をつけておくことで、調味料を少なめにしています。野菜がしっかりとれる副菜2品は、レモン、しそ、にんにくなど、風味のある素材を使い、塩分をおさえてあります。

■**こんな昼食を食べた日にも……**
つけめん、スパゲティ、焼きそば、チャーハン、天ぷらそば、など。

✓ **ラーメン**の栄養バランスをチェック！

　ラーメンは、店によっても種類によっても、かなり栄養価に違いがありますが、一般的には塩やしょうゆのラーメンよりも、とんこつやみそのほうがエネルギー量は高めです。

　どのラーメンにも共通するのは塩分の多さ。スープを全部飲んだ場合、塩小さじ1杯（6g）に近い塩分をとることになってしまいます。スープはなるべく残しましょう。

　また、塩分だけでなく脂質も気になります。特に、背脂たっぷりのとんこつラーメン、ひき肉を使った担々めんなどには、脂質がたっぷり。

　また、ライスやチャーハンとのセットは、エネルギーも炭水化物も過剰。野菜も不足しがちなので、もやしやねぎなどの野菜をトッピングする、野菜の多いタンメンなどを選ぶといったくふうが必要です。

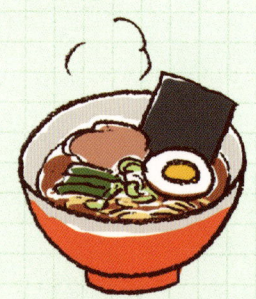

エネルギー	486kcal
たんぱく質	21.6g
脂質	9.5g
炭水化物	73.6g
塩分	6.0g

女子栄養大学出版部
『毎日の食事のカロリーガイド』より

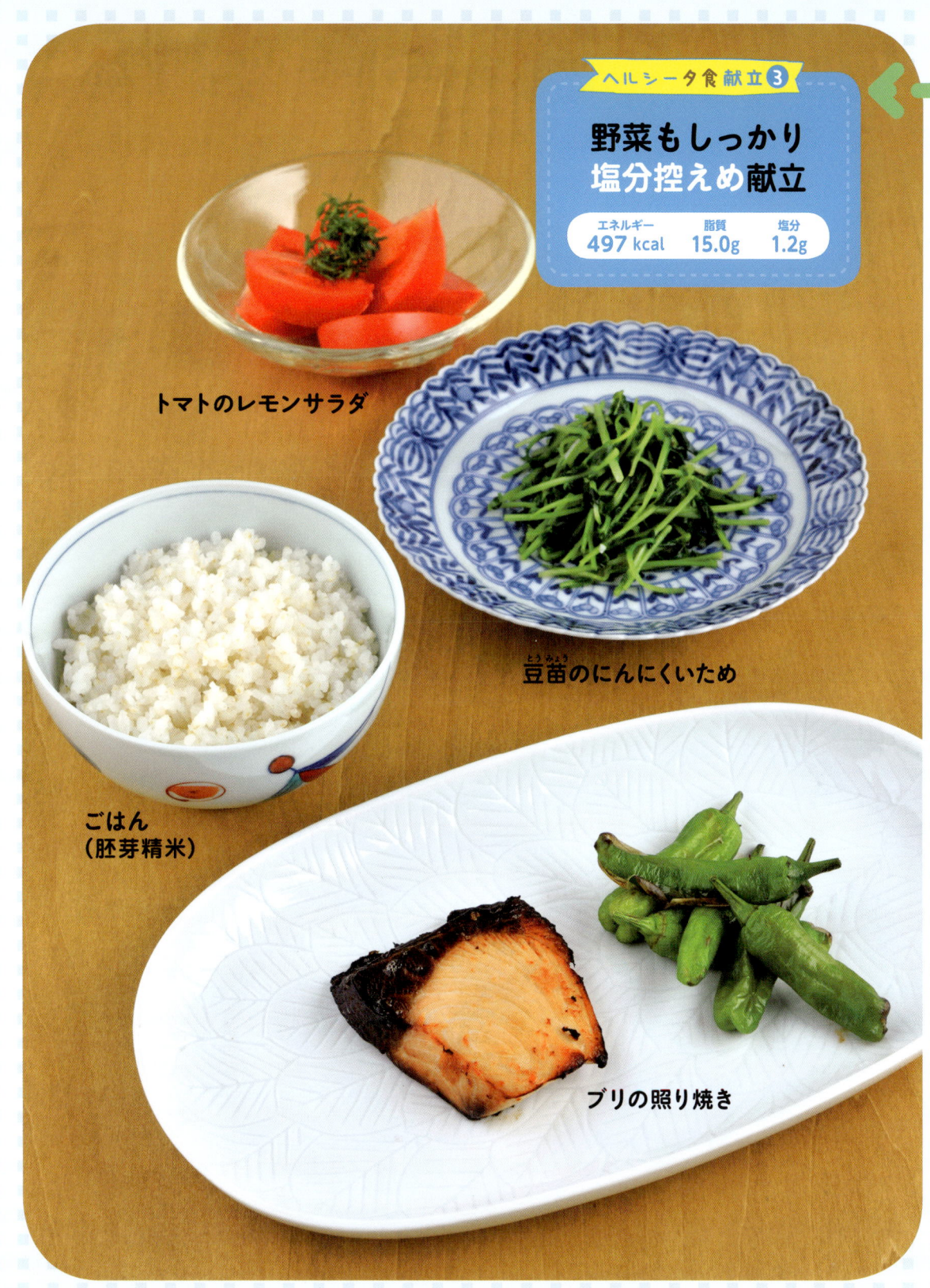

> ヘルシー夕食献立 ❸
>
> # 野菜もしっかり
> # 塩分控えめ献立
>
> | エネルギー | 脂質 | 塩分 |
> |---|---|---|
> | 497 kcal | 15.0g | 1.2g |

トマトのレモンサラダ

豆苗（とうみょう）のにんにくいため

ごはん
（胚芽精米）

ブリの照り焼き

副菜

トマトのレモンサラダ
エネルギー 34 kcal
脂質 2.1g　塩分 0.3g

材料（1人分）
トマト ……………………… 2/5個(75g)
青じそ ……………………… 1枚(1g)
ⓐ ┌ オリーブ油 ………… 小さじ1/2(2g)
　 │ レモン汁 …………………… 4g
　 └ 塩 ………………… ミニスプーン1/4(0.3g)

作り方
1 トマトはへたを除き、くし形に切る。しその葉はせん切りにする。
2 ⓐを混ぜ合わせる。
3 器に1を盛りつけ、2をかける。

ごはん
エネルギー 251 kcal
脂質 0.9g　塩分 0g

材料（1人分）
ごはん（胚芽精米）………… 150g

副菜

豆苗のにんにくいため
エネルギー 33 kcal
脂質 1.3g　塩分 0.3g

材料（1人分）
豆苗 ……………………………… 50g
にんにく ………………… 1/3かけ(2g)
サラダ油 ………………… 小さじ1/4(1g)
酒 ………………………… 小さじ1(5g)
塩 ………………… ミニスプーン1/4(0.3g)

作り方
1 豆苗は根元を切り落とし、半分の長さに切る。にんにくはみじん切りにする。
2 フライパンに油を熱し、豆苗をさっといため、にんにくと酒を加えてふたをして蒸し焼きにする。
3 塩で調味し、器に盛る。

主菜

ブリの照り焼き
エネルギー 179 kcal
脂質 10.7g　塩分 0.6g

材料（1人分）
┌ ブリ（切り身）……… 1切れ(60g)
│ 酒 ………………… 小さじ3/5(3g)
│ みりん …………… 小さじ2/3(4g)
│ しょうが ………………………… 3g
└ しょうゆ ………… 小さじ2/3(4g)
ししとうがらし ………… 6本(30g)

作り方
1 ブリは酒、みりん、すりおろしたしょうが、しょうゆに15分ほど浸して、下味をつける。
2 グリルを熱し、1を焼く。まわりにししとうも並べ、同時に焼く。
3 ブリは焼き色がついたら裏返し、さらに焼く。ししとうは焼けたらとり出す。
4 ブリを器に盛り、ししとうを添える。

---

check! 主菜をもっとたっぷり食べたいときは？

　量が少なくてもの足りないと感じる人は、ブリよりもっと低エネルギーな魚で作ってもよいでしょう。サワラ、カジキ、サケなどの魚であれば、同程度のエネルギー量におさえても、90gは食べられます。ブリの場合のおよそ1.5倍の量になるので、満足度はかなりアップするはずです。

　その場合、塩分を増やさないために、調味料の量はそのままにしてください。下味をつける時間を少し長めにするか、焼きにくくならない程度に小さく切ると、味がしみ込みやすくなります。

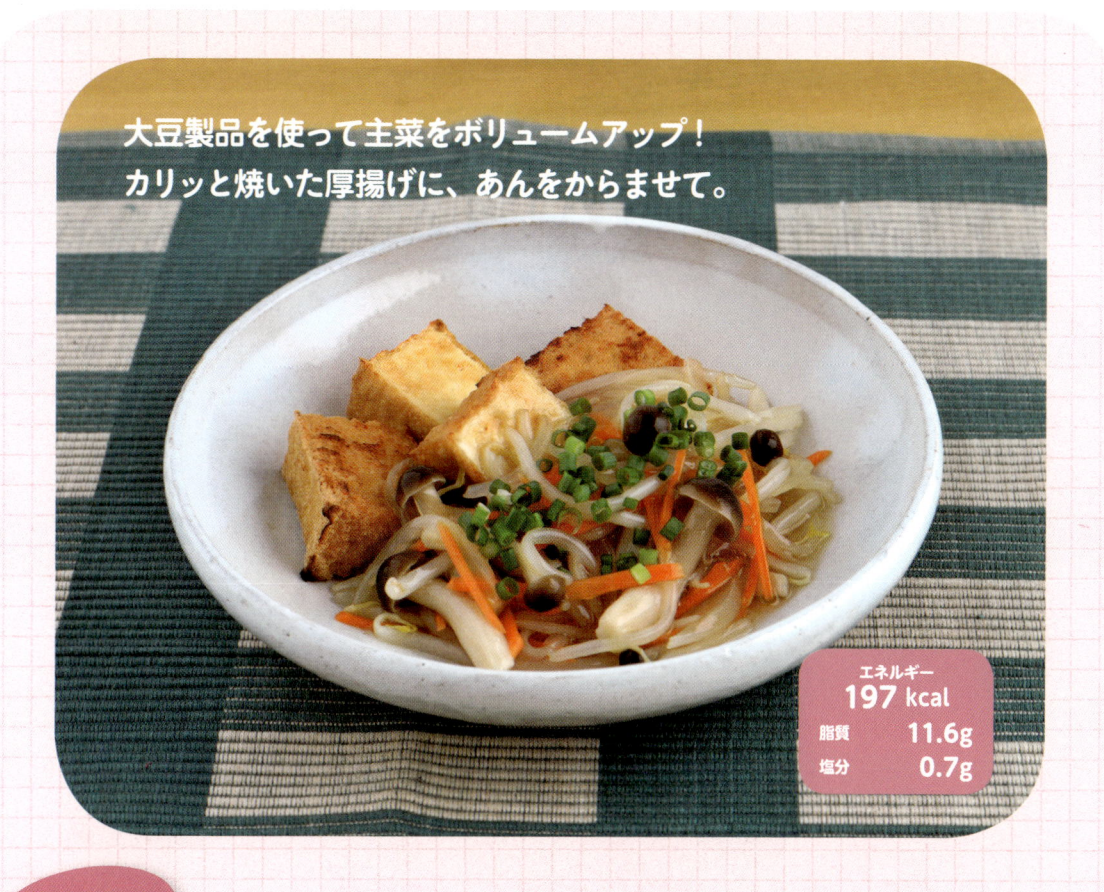

大豆製品を使って主菜をボリュームアップ！
カリッと焼いた厚揚げに、あんをからませて。

エネルギー 197 kcal
脂質 11.6g
塩分 0.7g

主菜 差しかえ

厚揚げの野菜あんかけ

材料（1人前）

厚揚げ	1/2枚(100g)
にんじん	15g
玉ねぎ	30g
しめじ	1/5パック(20g)
もやし	1/6袋(30g)
だし	2/5ｶｯﾌﾟ(80mℓ)
ⓐ しょうゆ	小さじ1/2(3g)
ⓐ みりん	小さじ1/3(2g)
ⓐ 塩	ﾐﾆｽﾌﾟｰﾝ1/6(0.2g)
ⓐ 酒	小さじ2/5(2g)
かたくり粉	小さじ1(3g)
水	小さじ2(10mℓ)
小ねぎ	2g

作り方

1 厚揚げは2cm厚さの3～4cm角に切る。トースターに並べ、表面に焼き色がつくまで焼く。

2 にんじんは皮をむき、3～4cm長さの細切りにする。玉ねぎは縦に細切りにする。しめじは石づきを除き、小房に分ける。小ねぎは小口切りにする。

3 にんじんはだしで煮る。少しかたさが残る程度になったら、玉ねぎ、もやし、しめじを加えて煮る。

4 ⓐを加えて調味し、火が通ったら、水どきかたくり粉でとろみをつける。

5 1の厚揚げを皿に盛り、4のあんをかけ、小ねぎを散らす。

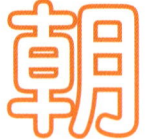

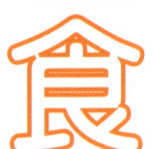

1品これだけ 朝食

ミートソースのピザトースト

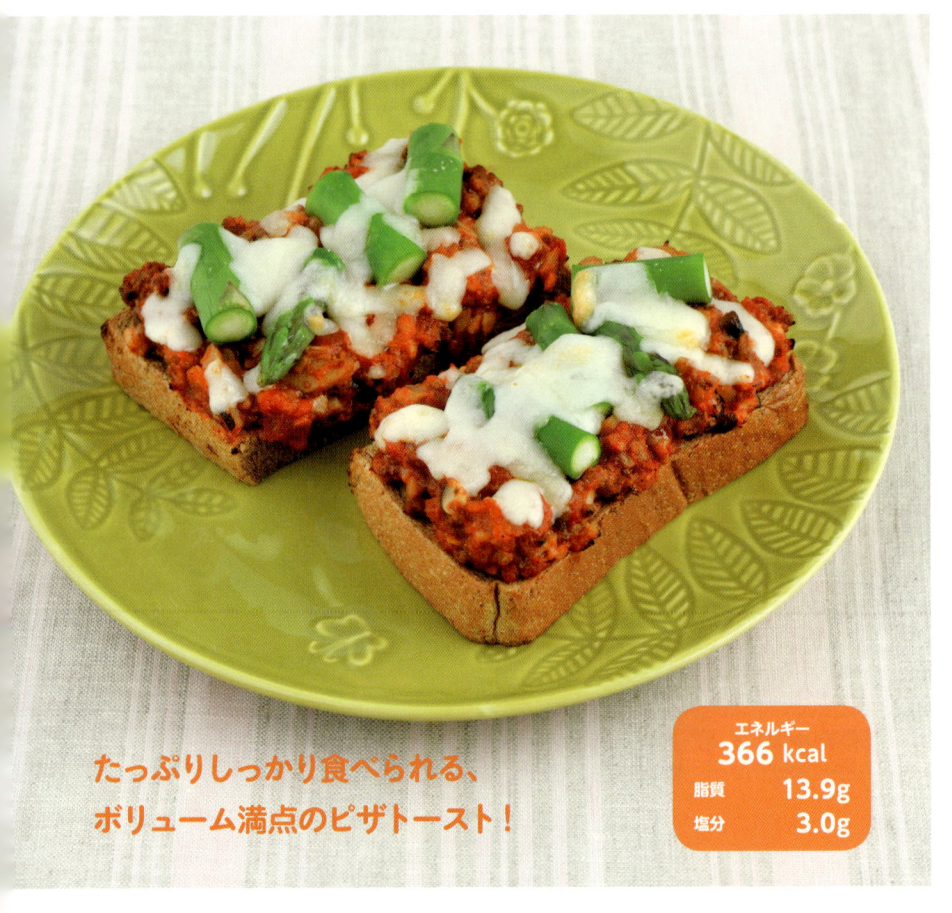

朝食から、主食・主菜・副菜がそろった献立を用意するのは、なかなかハードルが高いもの。ここでは、主食と主菜を兼ねて、さらに野菜もしっかり食べられる一品メニューを紹介します。これだけ作れば朝食のバランスはOK！

たっぷりしっかり食べられる、ボリューム満点のピザトースト！

エネルギー **366 kcal**
脂質 **13.9g**
塩分 **3.0g**

材料（1人分）
- ライ麦パン（6枚切り）‥1枚（60g）
- 玉ねぎ‥‥‥‥‥‥‥‥‥20g
- にんにく‥‥‥‥‥‥1/5かけ（1g）
- マッシュルーム水煮缶詰め‥20g
- しめじ‥‥‥‥‥1/5パック（20g）
- グリーンアスパラガス‥2本（30g）
- 牛ひき肉（脂肪の少ないもの）‥60g
- ホールトマト缶詰め‥‥‥‥150g
- オリーブ油‥‥‥‥‥小さじ3/4（3g）
- 塩‥‥‥‥‥‥ミニスプーン5/6（1g）
- 黒こしょう‥‥‥‥‥‥‥‥少量
- とけるチーズ‥‥‥‥‥‥‥20g

作り方
1. 玉ねぎとにんにくはみじん切りに、マッシュルームとしめじはあらみじんに切る。アスパラはゆでて、3cm長さに切る。
2. なべに1のにんにくとオリーブ油を入れ、いためる。香りが立ってきたら、1の玉ねぎとひき肉を加え、色が変わるまでいためる。
3. 1のきのこ類とトマトを加え、煮立ったら弱火にして10分ほど煮て、塩とこしょうで調味する。
4. ライ麦パンは半分に切り、3とアスパラガスをのせ、チーズを散らして、トースターでこんがりと焼く。

野菜ジュースのリゾット

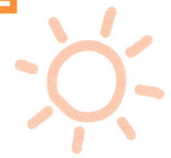

野菜ジュースは食塩無添加のものを使いましょう。
具材のハムとたっぷりのせたチーズでほどよい塩分に。

材料（1人分）

- ごはん（胚芽精米）……… 120g
- ボンレスハム ………… 2枚（20g）
- 鶏ささ身 ………… 1/3本（20g）
- 生しいたけ ………… 小1個（10g）
- セロリ ………………… 20g
- 野菜ジュース（無塩）‥ 1/2ｶｯﾌﾟ（100㎖）
- 水 ………………… 1/4ｶｯﾌﾟ（50㎖）
- 塩 …………… ﾐﾆｽﾌﾟｰﾝ1/6（0.2g）
- こしょう ………………… 少量
- プロセスチーズ（細切り）…… 20g
- パセリ（みじん切り）……… 少量

作り方

1. ハムとささ身は細切りに、しいたけは軸を除いて薄切りにし、セロリは斜めのせん切りにする。
2. ごはんはさっと水洗いし、水けをきる。
3. なべに野菜ジュースと水を入れて温め、1を加えてひと煮立ちさせる。2も加えて塩とこしょうで調味し、とろりとするまで弱火で5～7分煮る。
4. 器に盛り、チーズとパセリを散らす。

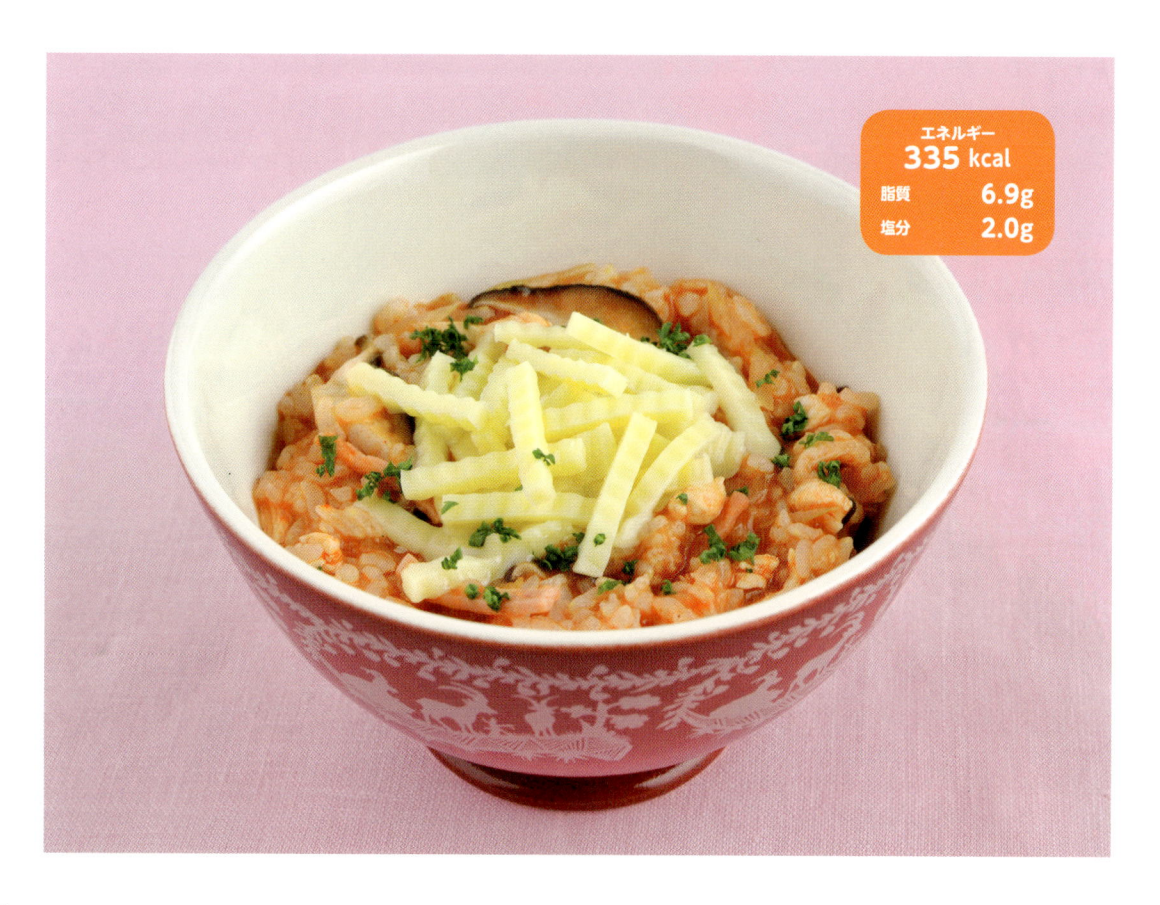

エネルギー 335 kcal
脂質 6.9g
塩分 2.0g

野菜たっぷりお好み焼き

混ぜて焼くだけなので意外に手軽。
納豆とじゃこが入ってカルシウムたっぷり、歯ごたえもアップ。

エネルギー	412 kcal
脂質	11.7g
塩分	1.9g

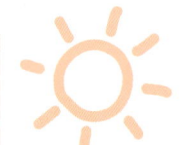

材料（1人分）

- 長芋 …………………… 20g
- キャベツ …………… 1/3枚(30g)
- ねぎ …………………… 10g
- 小麦粉 ………………… 1/2ｶｯﾌﾟ弱(60g)
- ┌ ちりめんじゃこ ………… 10g
- │ 納豆 …………………… 20g
- │ とき卵 ………………… 30g
- ⓐ 紅しょうが（せん切り）…… 5g
- │ だし …………………… 1/4ｶｯﾌﾟ(50mℓ)
- │ うす口しょうゆ …… 小さじ1(3g)
- └ 酒 ……………………… 小さじ1(5g)
- サラダ油 ……………… 小さじ1 1/4(5g)
- ウスターソース ……… 小さじ1弱(5g)
- 青のり ………………………… 少量

作り方

1. 長芋は皮をむいてすりおろし、キャベツはせん切り、ねぎは小口切りにする。
2. ボールに小麦粉を入れ、**1**を加えて混ぜる。さらに、ⓐも入れて、混ぜ合わせる。
3. フライパンに油を熱し、**2**を流し入れ、焦がさないよう中火から弱火で両面をこんがりと焼く。
4. 皿に**3**を盛り、ソースを塗って青のりを散らす。

ツナトースト

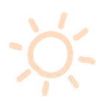

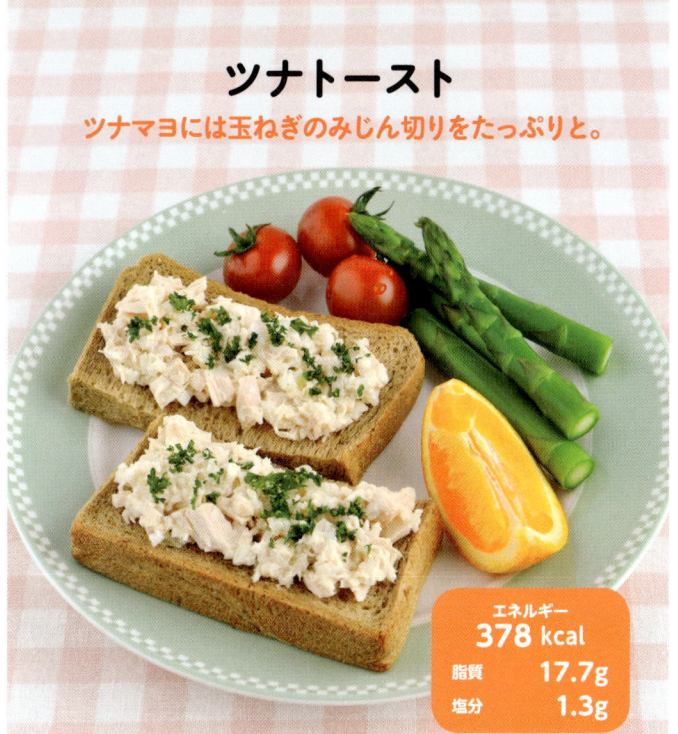

ツナマヨには玉ねぎのみじん切りをたっぷりと。

材料（1人分）
- ライ麦パン（6枚切り）……1枚（60g）
- ツナ油漬け缶詰め……小1/2缶（40g）
- 玉ねぎ……20g
- マヨネーズ……大さじ5/6（10g）
- パセリのみじん切り……少量
- ミニトマト……3個（30g）
- ゆでアスパラガス……2本（30g）
- オレンジ……1/5個（50g）

作り方
1. パンはトーストして半分に切る。
2. ツナは汁けをきり、ボールに入れてほぐす。みじん切りにした玉ねぎを加え、マヨネーズであえる。
3. 1に2をのせ、パセリを散らす。
4. 皿に3を盛り、ミニトマト、アスパラガス、くし形に切ったオレンジを添える。

エネルギー **378 kcal**
脂質 **17.7g**
塩分 **1.3g**

サケときゅうりの混ぜずし

塩ザケの塩分があるので、すし酢は少なめに。

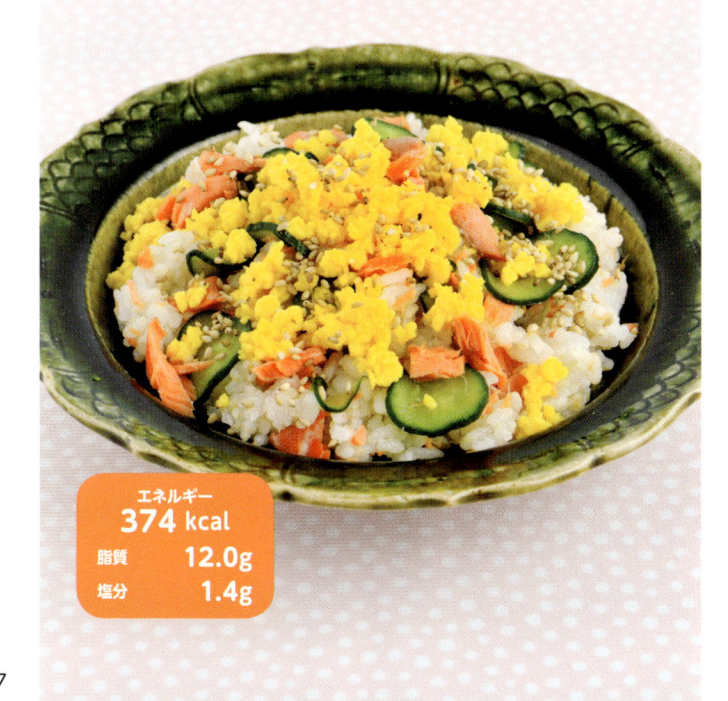

材料（1人分）
- ごはん（胚芽精米）……120g
- すし酢（市販品）……小さじ2（10g）
- 甘口塩ザケ（切り身）……30g
- きゅうり……1/3本（30g）
- 塩……少量（0.1g）
- しょうが……5g
- 卵……1個（50g）
- いり白ごま……5g

作り方
1. ボールにごはんを入れ、すし酢をふり、しゃもじで切るように混ぜる。
2. サケはグリルで焼いて、皮と骨を除き、身をほぐす。
3. きゅうりは小口切りにして塩をふって軽くもみ、しんなりとなったら水けを絞る。しょうがはせん切りにする。
4. 卵は割りほぐし、熱したフライパンでいり卵にする。
5. 1に、2、3を加えて混ぜる。
6. 皿に盛り、4とごまを散らす。

エネルギー **374 kcal**
脂質 **12.0g**
塩分 **1.4g**

主食＋1品で

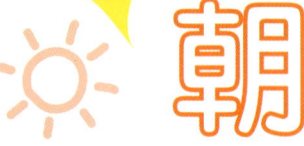

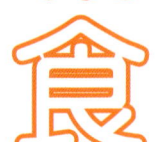

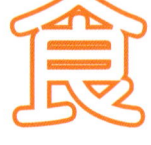

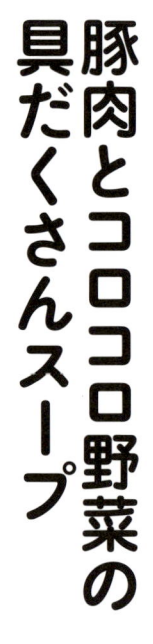

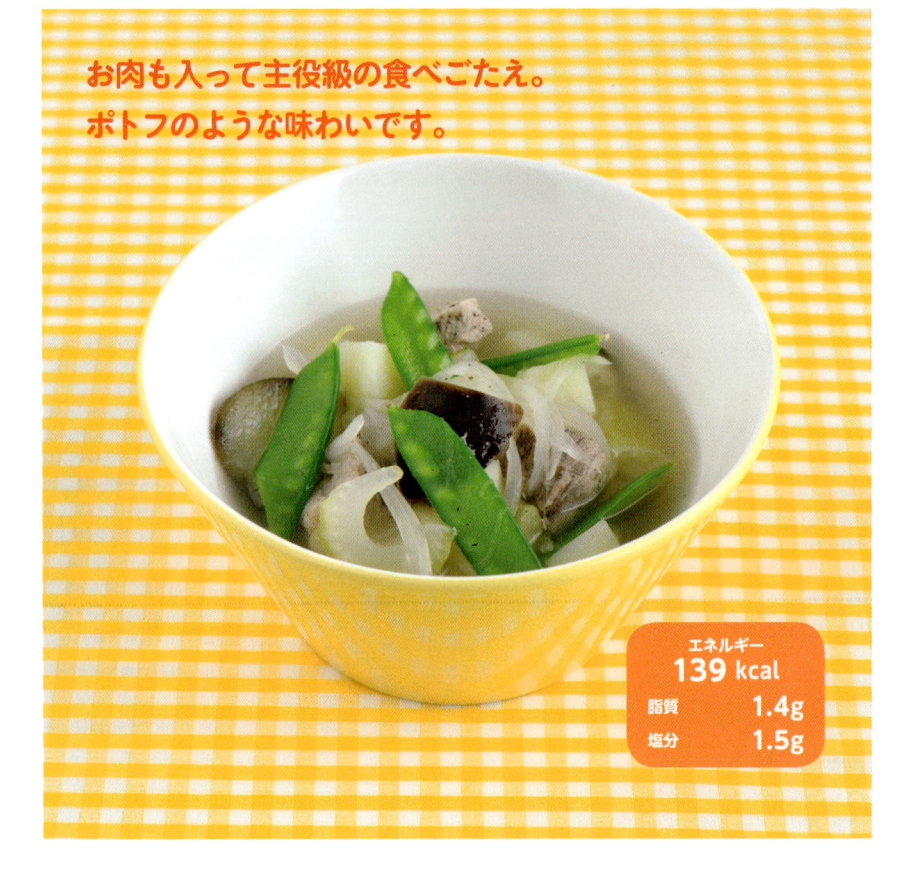

朝食

バランスよく、食べごたえのあるおかずやスープを1品作れば、パンやごはんなど好みの主食と組み合わせるだけで、簡単に朝食献立が完成。メニューによっては、好みのくだものやヨーグルトなどを補ってもよいでしょう。

お肉も入って主役級の食べごたえ。
ポトフのような味わいです。

豚肉とコロコロ野菜の具だくさんスープ

エネルギー **139** kcal
脂質 **1.4g**
塩分 **1.5g**

材料（1人分）
- 豚ヒレ肉 ……………… 60g
- 塩 ………………… ミニテン1/4（0.3g）
- 黒こしょう …………… 少量
- じゃが芋 ……………… 1/2個（60g）
- 玉ねぎ ………………… 1/6個（30g）
- なす …………………… 10g
- セロリ ………………… 1/2本（30g）
- さやえんどう ………… 3枚（5g）
- 水 …………………… 3/4ｶｯﾌﾟ（150ml）
- 固形コンソメ（小） … 1/2個（2g）
- ロリエ ………………… 1枚
- 塩 ………………… ミニテン1/4（0.3g）
- 黒こしょう …………… 少量

作り方
1. ヒレ肉は塩とこしょうで下味をつけ、2cm角に切る。
2. じゃが芋は角切りに、玉ねぎは薄切りにする。
3. なすとセロリは乱切りに、さやえんどうは筋を除いてゆでて斜め半分に切る。
4. なべに1と水を入れて火にかける。アクを除きながら7～8分煮る。
5. 2、コンソメ、ロリエを加え、5～6分煮る。3のなすとセロリを加えてさらに3～4分煮る。
6. 塩とこしょうで調味し、ひと煮立ちさせる。
7. 器に盛り、3のさやえんどうをのせる。

白菜のクリームスープ

パンといっしょに食べたい、やさしいミルク味。

エネルギー **127** kcal
脂質 **5.3g**
塩分 **1.7g**

材料（1人分）

- 白菜……………………1/2枚(70g)
- しめじ…………………1/6パック(15g)
- エリンギ………………1/2本(15g)
- ボンレスハム…………2枚(20g)
- ブロッコリー…………30g
- ⓐ ┌ 水………………………1/2ｶｯﾌﾟ(100㎖)
  └ 固形コンソメ（小）……1/4個(1g)
- 塩………………………ﾐﾆｽﾌﾟｰﾝ1/2弱(0.5g)
- 黒こしょう……………少量
- 牛乳……………………1/2ｶｯﾌﾟ(100㎖)
- ┌ かたくり粉……………小さじ1/3(1g)
  └ 水………………………小さじ2(10㎖)
- 粉チーズ………………小さじ1/2(1g)

作り方

1. 白菜の軸はそぎ切りに、葉は4㎝幅に切る。しめじは石づきを除いてほぐし、エリンギは3㎜幅に斜めに切る。
2. ハムはいちょう切りにする。ブロッコリーは小房に分け、色よくゆでる。
3. なべにⓐを入れて火にかけて煮立て、1を入れて、再び煮立ったら塩とこしょうを加えて3〜4分煮る。
4. 2と牛乳を加え、煮立ったら水どきかたくり粉でとろみをつける。
5. 器に盛り、粉チーズをふる。

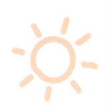

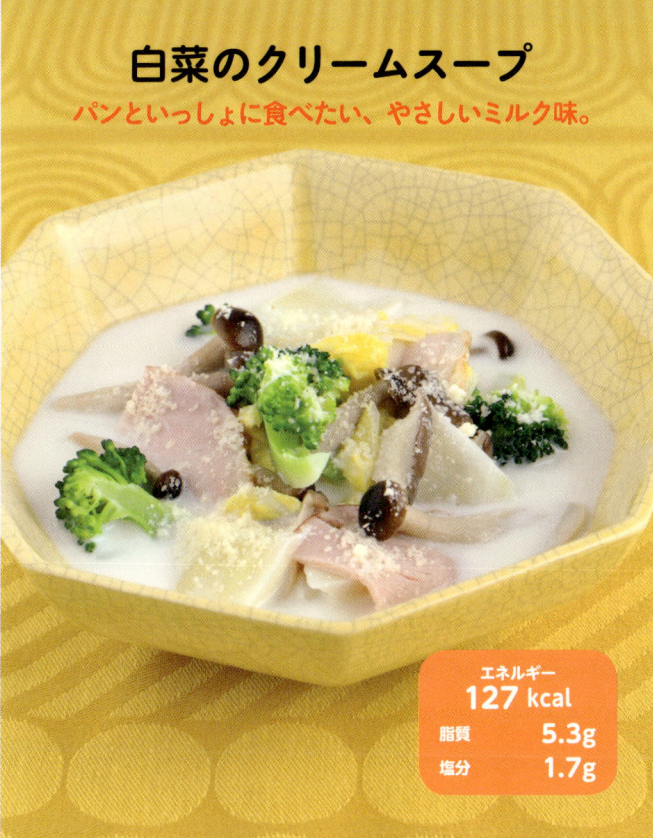

里芋入り納豆汁

納豆となめこのねばねばが、くせになるおいしさ。

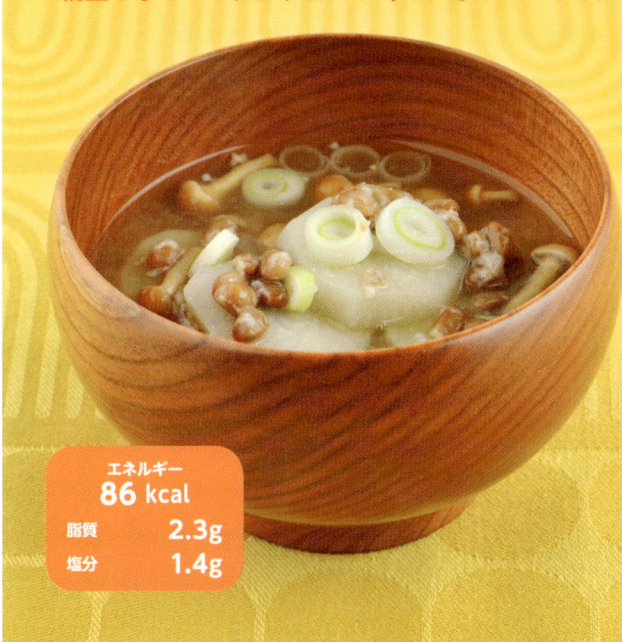

エネルギー **86** kcal
脂質 **2.3g**
塩分 **1.4g**

材料（1人分）

- 納豆……………………15g
- 里芋……………………1個(50g)
- なめこ…………………10g
- ねぎの小口切り………5g
- だし……………………3/4ｶｯﾌﾟ(150㎖)
- みそ……………………小さじ2弱(10g)

作り方

1. 里芋は皮をむいて5㎜厚さに切り、さっとゆでる。なめこはざるに入れ、流水でさっとぬめりを除く。
2. なべにだしを入れて火にかけ、里芋を入れる。
3. 里芋がやわらかくなったら、なめことみそを入れ、煮立つ直前に納豆とねぎを入れて火を消し、器に盛る。

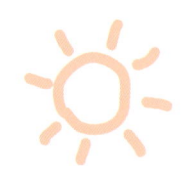

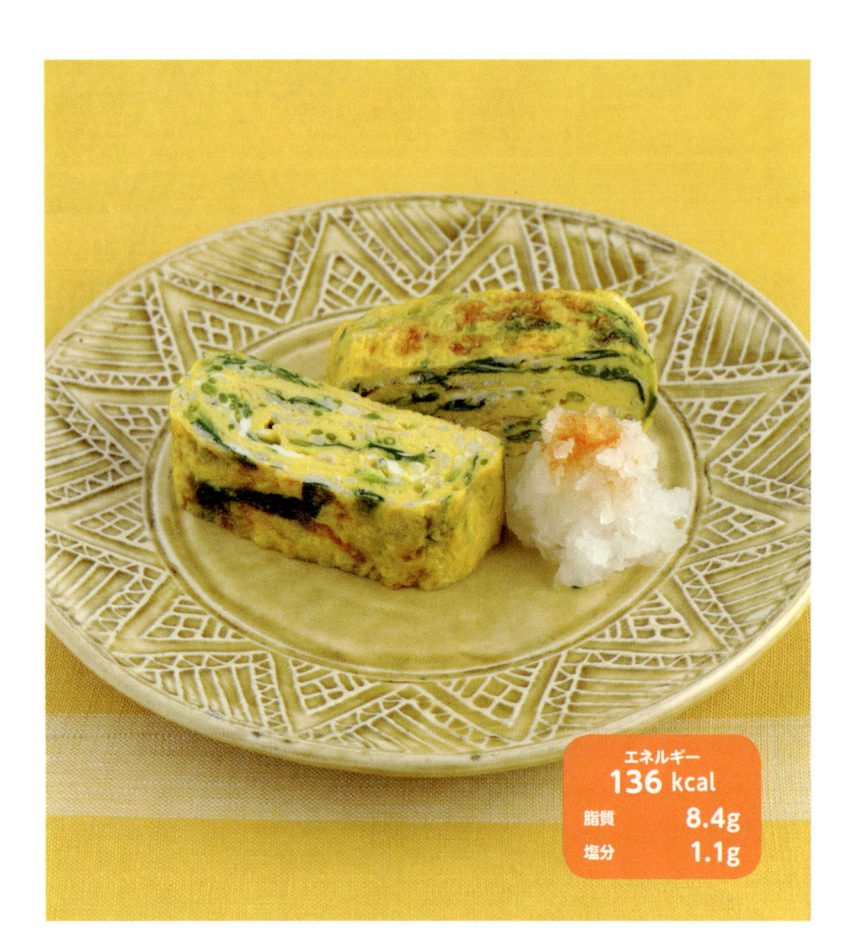

シラスと三つ葉入り卵焼き

シラスと三つ葉の風味が、ごはんのおかずにほどよいあんばい。お弁当の一品としてもおすすめです。

エネルギー **136 kcal**
脂質 **8.4g**
塩分 **1.1g**

材料（1人分）

卵	1個(50g)
糸三つ葉	10g
シラス干し	10g
ⓐ だし	小さじ2(10mℓ)
ⓐ しょうゆ	小さじ1/2(3g)
ⓐ みりん	小さじ5/6(5g)
サラダ油	小さじ3/4(3g)
大根	30g
しょうゆ	少量

作り方

1 卵は割りほぐし、ⓐを加えてよく混ぜ合わせる。

2 三つ葉は1cm長さに切り、さっとゆでて水けをきる。

3 シラス干しはさっと湯通しする。

4 1、2、3をよく混ぜ合わせる。

5 卵焼き器に油を熱し、4の半量を入れ、半熟状になったら巻く。残りも入れ、巻き重ねる。

6 食べやすい大きさに切って皿に盛り、おろした大根を添え、しょうゆを垂らす。

※作りやすい量（2～4倍量）で作り、多い分はお弁当などにしましょう。

ほうれん草の卵とじ

野菜もたんぱく質もしっかりとれる、シンプル卵料理。

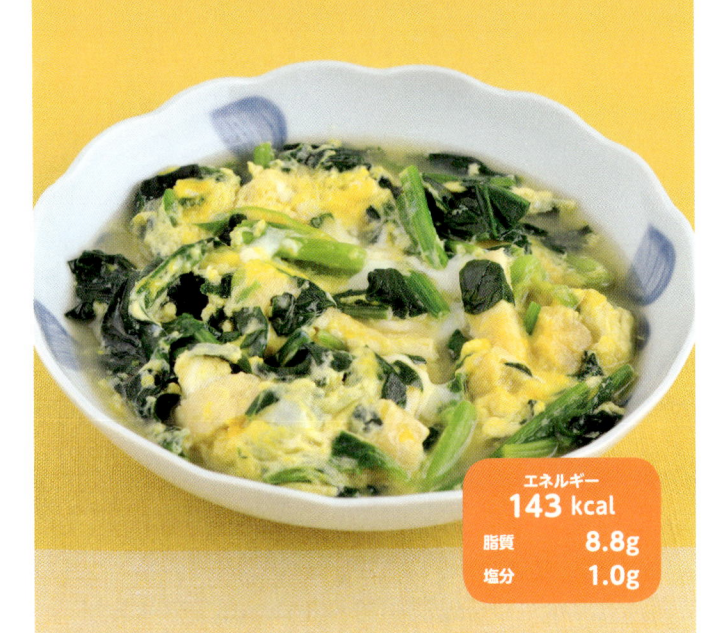

材料（1人分）
- ほうれん草……………………3株(50g)
- 油揚げ……………………1/2枚(10g)
- 卵……………………1個(50g)
- ⓐ ┌ だし……………………1/2カップ(100mℓ)
  │ みりん……………………小さじ5/6(5g)
  └ しょうゆ……………………小さじ5/6(5g)

作り方
1. ほうれん草はゆでて水にとり、水けを絞って、3cm長さに切る。
2. 油揚げは熱湯をかけて油抜きをし、短冊に切る。
3. ボールに卵をときほぐす。
4. フライパンにⓐを入れて煮立て、1と2を加える。ひと煮立ちしたら3を流し入れる。
5. ふたをして2～3分煮て、半熟状になったら火を消し、器に盛る。

エネルギー **143 kcal**
脂質 8.8g
塩分 1.0g

サケのマリネ風

さっぱりとした味わい。ごはんにもパンにも合います。

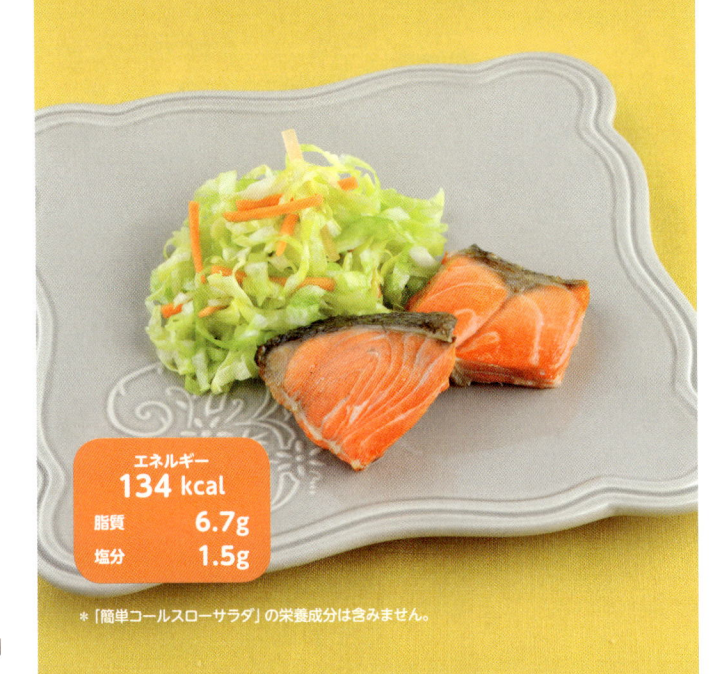

材料（1人分）
- 甘口塩ザケ（切り身）……………………60g
- ⓐ ┌ 酒……………………小さじ2(10g)
  │ しょうゆ……………………小さじ1/2(3g)
  │ 酢……………………大さじ1/2弱(7g)
  │ 水……………………小さじ2(10mℓ)
  └ 赤とうがらし（乾）……………………少量

作り方
1. ⓐを混ぜ合わせ、つけ汁を作る。
2. サケは半分に切り、グリルで焼く
3. こんがりと焼けたら、すぐに1のつけ汁につける。（すぐ食べても、1日以上おいてもおいしい。）

※写真のように、「簡単コールスローサラダ」（101ページ）をつけ合わせに添えるとよいでしょう。

エネルギー **134 kcal**
脂質 6.7g
塩分 1.5g

＊「簡単コールスローサラダ」の栄養成分は含みません。

組み合わせて食べる単品料理

肉の主菜

鶏肉

肉類の中では比較的低エネルギー。もも肉と胸肉がポピュラーですが、胸肉のほうがあっさりしている分、エネルギーも控えめです。どちらも皮を除けば大幅にエネルギーダウンできます。

120kcalあたりの分量

※すべて若鶏の場合。

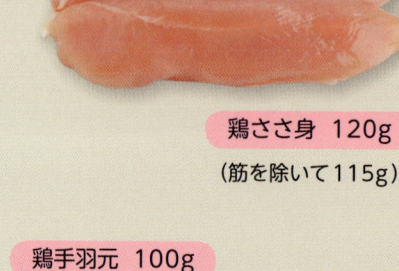

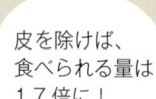

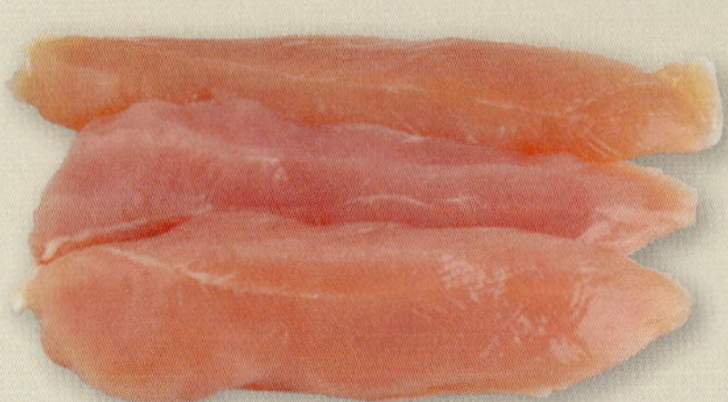

- 鶏ささ身　120g（筋を除いて115g）
- 鶏手羽元　100g（骨などを除いて55g） 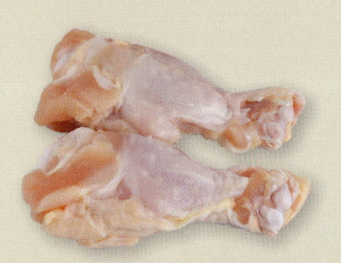
- 鶏もも肉（皮つき）60g　→　鶏もも肉（皮なし）100g 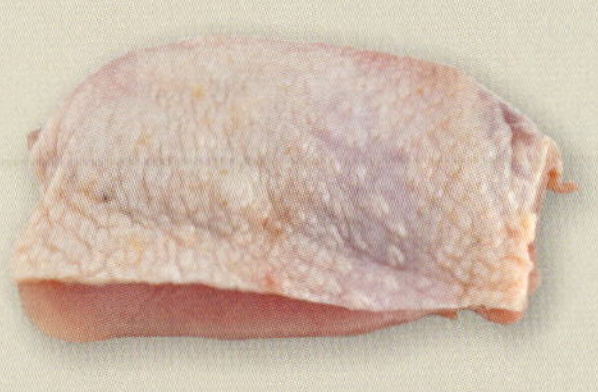

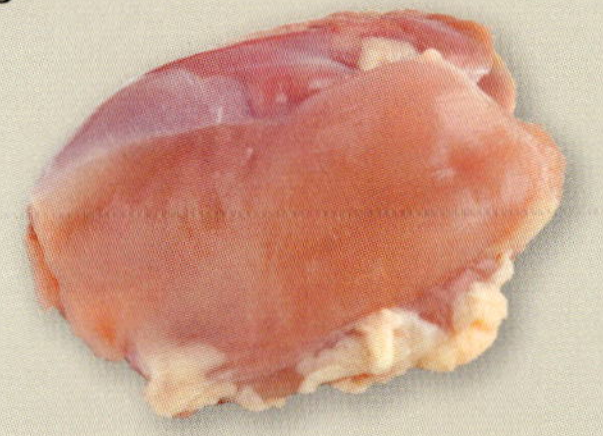

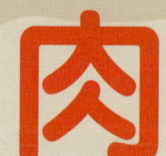

皮を除けば、食べられる量は1.7倍に！

☑ 部位によってエネルギー量に大きな差があります。
☑ 脂の多い部位を味わいたければ、食べる量は少なめに。

肉は、調理法にもよりますが、1食あたり80〜160kcal分を目安に食べましょう。種類や部位によって、同じエネルギー量でも、食べられる量が大きく違ってきます。たとえば、同じ120kcal分で比べると、「鶏ささ身」が120gなのに対して、「鶏もも肉（皮つき）」だと60gと約半分です。

種類ごと部位ごとのエネルギー量の違いを頭に入れておけば、外食のときも役に立ちます。焼きとりなら、脂がたっぷりの皮1本と、低エネルギーのささ身3本が、ほぼ同じエネルギー量。たくさん食べたいのか、少量でも肉の脂を味わいたいのかによって、調節しましょう。

また、ハム、ベーコン、ウインナーソーセージなどの豚肉加工品には、塩分が多く含まれています。これらの加工品を料理に使うときは、調味料を減らすなどのくふうが必要です。

72

豚肉

豚肉には、疲労回復に効果があるとされるビタミンB_1が豊富。値段も手ごろで使いやすい食材です。部位が混ざった切り落としなどは、白い脂身が少ないものを選びましょう。ダントツに高脂肪・高エネルギーのバラ肉はなるべく避けましょう。

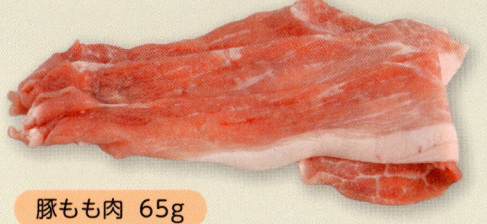

120kcal あたりの分量

※すべて大型種の場合。

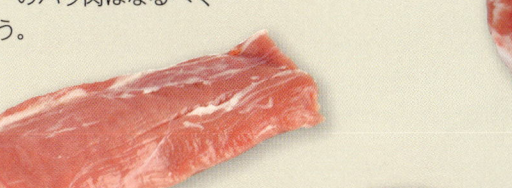

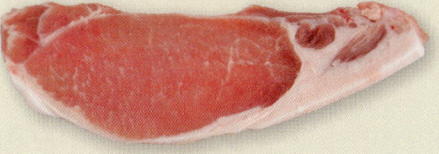

豚もも肉　65g

豚ロース肉　45g

豚ヒレ肉　105g

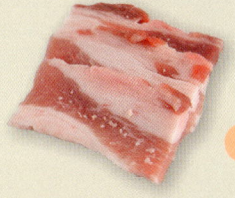

豚バラ肉　30g

牛肉

牛肉は、鶏肉や豚肉と比べると高エネルギー。中でも高級な和牛は、ほかの国産牛や輸入牛よりも全体に高脂肪です。肉全体に白っぽく脂肪が入ったいわゆる「霜降り肉」などは、避けたほうがベター。

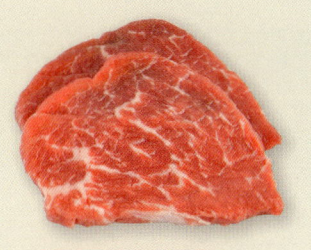

※すべて国産牛（乳用肥育牛）の場合。

120kcal あたりの分量

牛もも肉　55g

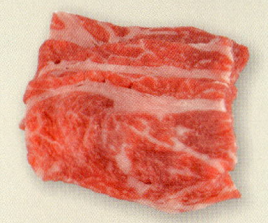

牛肩ロース肉　40g

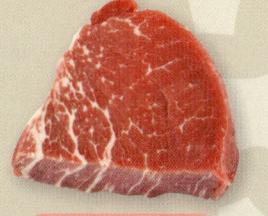

牛ヒレ肉　65g

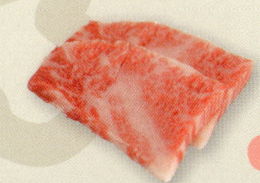

牛バラ肉（カルビ）　25g

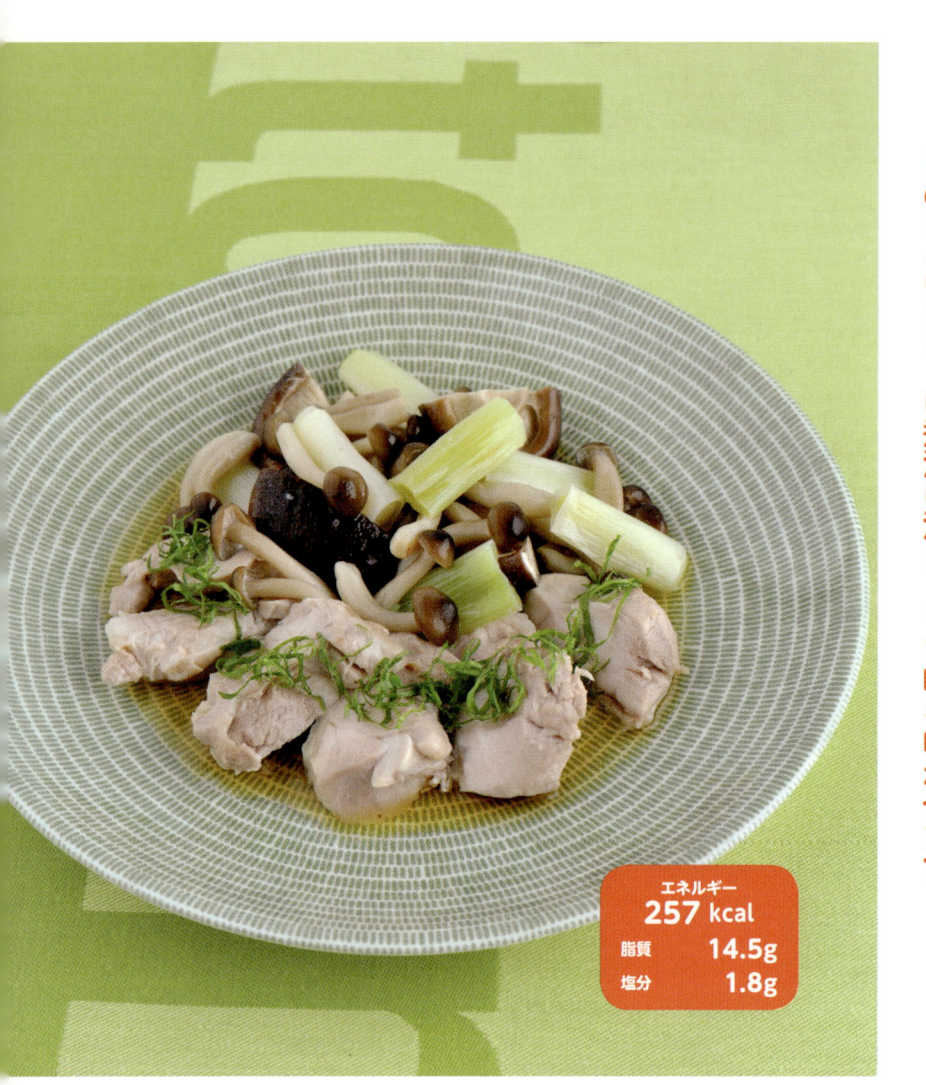

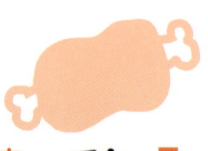

鶏肉ときのこの和風マリネ

皮つきのもも肉を蒸し煮にしてさっぱりと。
きのこといっしょに煮汁に浸し、うま味を吸わせます。

エネルギー **257** kcal
脂質 14.5g
塩分 1.8g

材料（1人分）

- 鶏もも肉 …………… 100g
- a
  - 塩 ……… ミニテン5/6(1g)
  - 酒 ……… 小さじ2(10g)
  - 水 ……… 1/4カップ(50㎖)
- しめじ ……………… 1/2パック(50g)
- 生しいたけ ………… 2個(30g)
- ねぎ ………………… 1/2本(50g)
- 青じそ ……………… 3枚(2g)
- b
  - しょうゆ ……… 小さじ5/6(5g)
  - 酢 ……………… 小さじ1(5g)
  - みりん ………… 小さじ5/6(5g)
  - 水 ……………… 大さじ2(30㎖)

作り方

1. しめじは小房に分け、しいたけは石づきを除いて縦半分に切り、ねぎは4㎝長さに切る。
2. フライパンに鶏肉の皮目を下にして入れる。1とaを加え、ふたをして中火にかけ、煮立ったら弱火で6〜7分蒸し煮にする。深皿に煮汁ごと移し、ラップをして、あら熱をとる。
3. 2の肉の汁けをきり、2㎝幅のそぎ切りにして皿に盛り、せん切りにしたしそをのせる。ねぎときのこ類も盛り合わせる。
4. bを混ぜ合わせて3にまわしかける。

鶏肉のごまみそ焼き

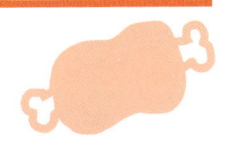

こってりした味つけなら、皮を除いたもも肉でも満足感があります。
ゆで野菜を添えて彩りよく盛り合わせて。

材料（1人分）

- 鶏もも肉（皮なし） ……… 100g
- 塩 …………… ミニテン1/4（0.3g）
- 酒 …………… 小さじ1（5g）

ⓐ
- 甘みそ ………… 大さじ1（6g）
- みそ …………… 小さじ1/2（3g）
- 酒 …………… 小さじ2（10g）
- いり白ごま …… 大さじ1/2強（5g）

- キャベツ ………… 大1/2枚（50g）
- にんじん ………………… 10g
- さやえんどう ……… 6枚（10g）

ⓑ
- オリーブ油 ……… 小さじ3/4（3g）
- 酢 …………… 小さじ1（5g）
- 砂糖 ………… 小さじ2/3（2g）
- 塩 …………… ミニテン1/2弱（0.5g）
- こしょう ………………… 少量

作り方

1. 鶏肉に塩と酒をふり、ラップをかけて、電子レンジで4〜5分加熱する。
2. ⓐを混ぜ合わせ、1の鶏肉の表面に塗る。
3. 2をオーブントースターでみその表面に焼き色がつくまで焼き、食べやすい大きさに切る。
4. キャベツは1cm幅に、にんじんはピーラーで薄く削る。さやえんどうは筋を除く。
5. 4をさっと色よくゆで、ⓑの調味料であえる。
6. 皿に5を盛り、3をのせる。

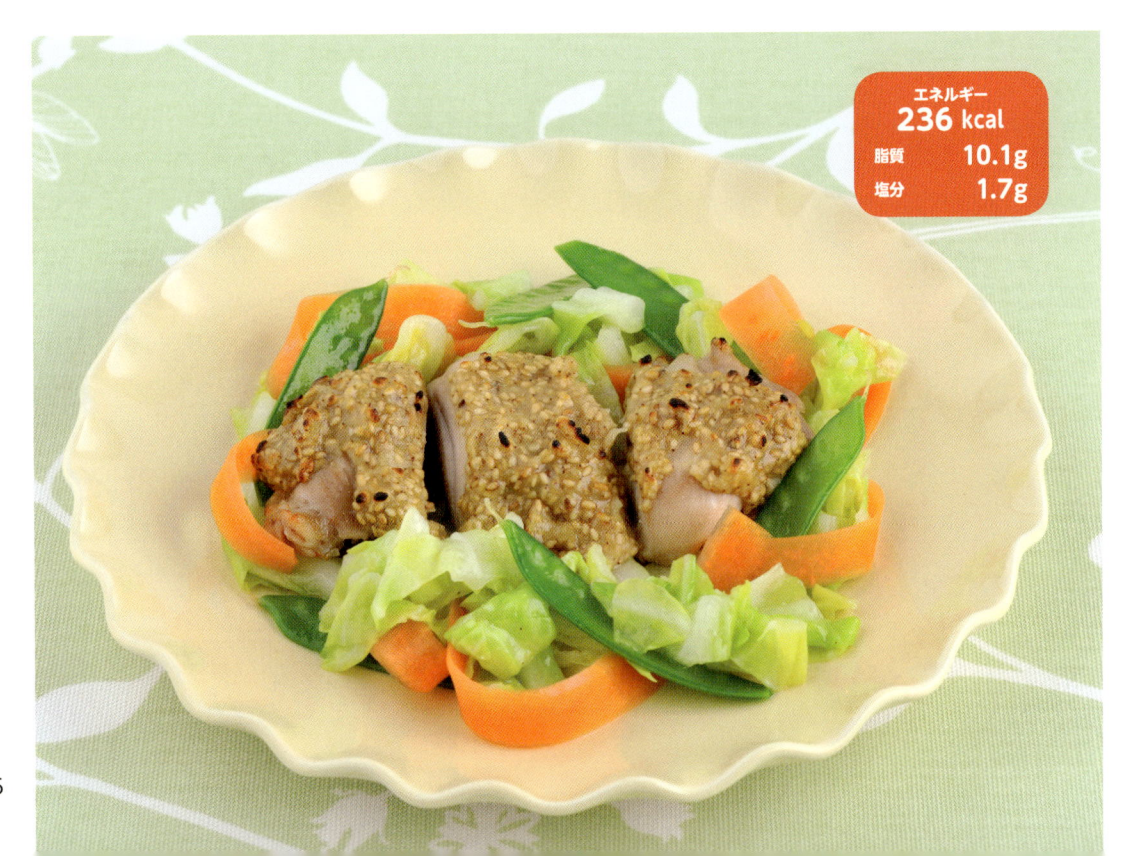

エネルギー 236 kcal
脂質 10.1g
塩分 1.7g

牛肉のオイスターソースいため

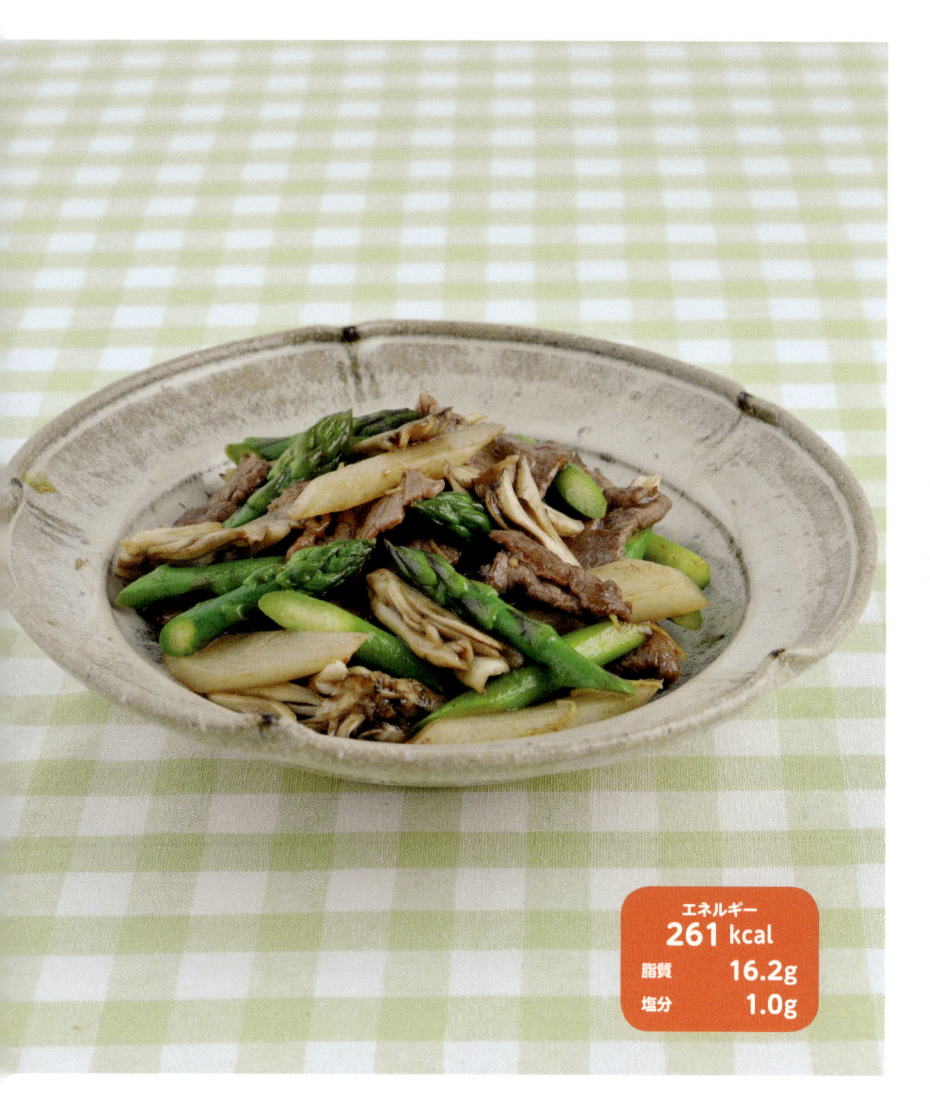

野菜ときのこをたっぷり加えることで、かさ増しすると同時に風味も加わり、おいしさアップ。

エネルギー 261 kcal
脂質 16.2g
塩分 1.0g

材料（1人分）

- 牛もも肉（薄切り）……… 80g
  - しょうゆ ………… 小さじ1/2（3g）
  - 酒 ……………… 小さじ3/5（3g）
  - かたくり粉 ……… 小さじ2/3（2g）
- グリーンアスパラガス …… 5本（70g）
- うど ……………………… 30g
- まいたけ …………… 1/2パック（50g）
- しょうが …………………… 5g
- ⓐ オイスターソース … 小さじ1/2弱（5g）
  - しょうゆ ………… 小さじ1/2（3g）
  - 酒 ……………… 小さじ3/5（3g）
- サラダ油 ………………… 小さじ1（4g）
- ごま油 …………………… 小さじ1/4（1g）

作り方

1. 牛肉は5〜6cm幅に切って、しょうゆと酒をふる。
2. アスパラガスは5cm長さに斜め切りにし、さっとゆでる。
3. うどは皮を除き、5cm長さに斜めに切り、酢水（分量外）につけて、アクを除く。
4. まいたけは小房に分け、しょうがはせん切りにする。
5. フライパンにサラダ油を熱し、しょうがをいため、1の肉にかたくり粉をもみ込んで、ほぐしながらいためる。
6. 5に水けをきったうどとまいたけを加え、いため合わせる。さらに、2とⓐを加えて手早くいため合わせる。
7. 最後にごま油をふり、皿に盛る。

豚肉のパン粉ソテー

揚げずにトースターで焼いて衣を香ばしく。
手軽なうえに、豚カツよりもぐっと低エネルギー。

材料（1人分）

- 豚もも肉……………………80g
- 塩……………ミニテン1/4（0.3g）
- 黒こしょう…………………少量
- トマト………………………20g
- キャベツ…………1/4枚（20g）
- きゅうり……………………10g
- かぼちゃ……………………50g
- にんにく…………1/5かけ（1g）
- パセリ………………………少量
- パン粉……………大さじ1 1/3（4g）
- 粒入りマスタード……………8g
- オリーブ油………小さじ3/4（3g）
- 和風ノンオイルドレッシング（市販品）
  ………………………………10g

作り方

1. 豚肉は塩とこしょうをふる。
2. トマトは種を除いて5mm角に切る。
3. キャベツときゅうりはせん切りにして、混ぜ合わせる。
4. かぼちゃは1cm厚さのくし形に切り、電子レンジで5〜6分加熱して火を通す。
5. にんにくとパセリはみじん切りにして、パン粉と混ぜ合わせる。
6. 1に粒入りマスタードを塗り、2のトマトをのせる。さらに5のパン粉をおさえるようにのせ、上からオリーブ油をふりかける。
7. オーブントースターで5分焼いたら、アルミホイルをかぶせてさらに5〜8分焼く。
8. 皿に盛り、3と4を添える。野菜にドレッシングをかける。

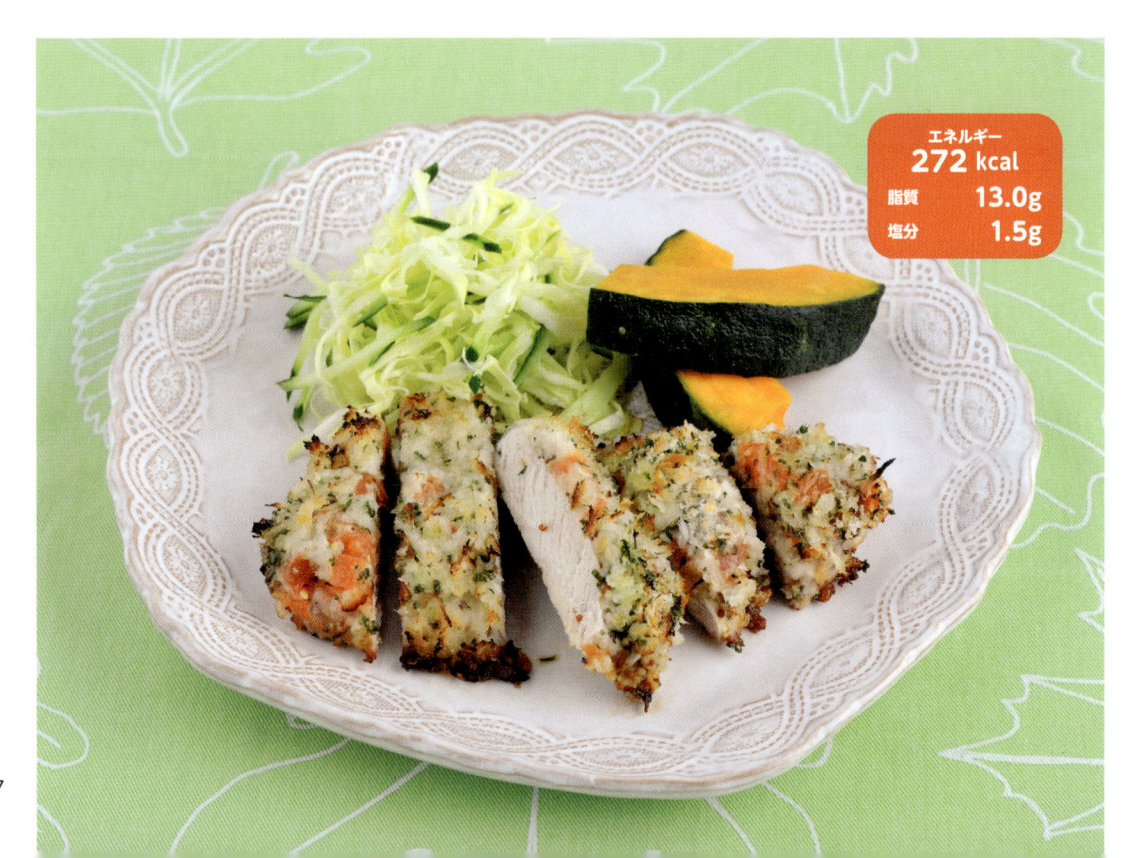

エネルギー 272 kcal
脂質 13.0g
塩分 1.5g

組み合わせて食べる単品料理

魚の主菜

☑ 青背魚はEPAやDHAなどの必須脂肪酸が豊富。
☑ 白身魚やエビ、イカは高たんぱく・低エネルギーの優秀食材。

青背魚

アジ 220g
（骨や頭や内臓を除いて100g）

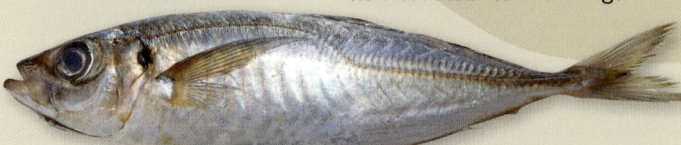

イワシ 110g
（骨や頭や内臓を除いて55g）

サバ 60g

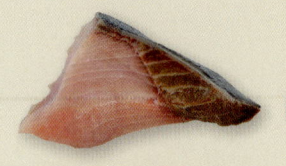

青魚の中でもエネルギー低めで食べやすいのでおすすめ。

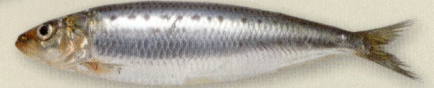

分量を比べると……

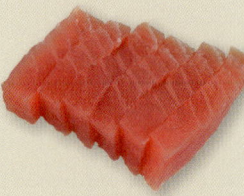

赤身魚

ブリ 45g

マグロ赤身 95g

脂の多いトロの場合、120kcal分は35g。赤身の1/3程度しか食べられません。

魚は全体的に肉よりもエネルギーが低め。しかも、魚の脂質には、動脈硬化のリスクを下げるとされるEPAやDHAなどの必須脂肪酸が多く、肉の脂質と比べて体によい脂です。とはいえ、サバ、イワシといったいわゆる青背魚は、脂がのっていてエネルギー量が高いので、食べすぎないように注意が必要。

白身魚は、魚の中でも特に低エネルギー。おなじみのサケも、じつは白身魚に含まれます。サケにはいろいろな種類がありますが、「白サケ」がもっとも低エネルギー。「キングサーモン」「アトランティックサーモン」「銀ザケ」などは、白サケの1.5倍以上のエネルギー量になるので、量を控えましょう。

魚の血合いや、カツオやブリなど赤色の濃い赤身魚、内臓を含む小魚や貝類には、鉄が多く含まれます。NASH（ナッシュ）の人は、食べすぎないようにしましょう。

78

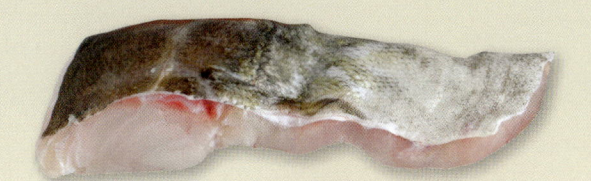

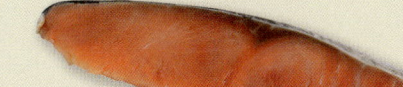

120kcal あたりの

白身魚

- タラ 155g
- カジキ 85g
- タイ（養殖）60g
- 白サケ 90g

養殖より低エネルギーな天然物なら、85g食べられます。

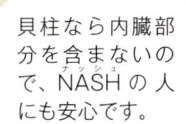

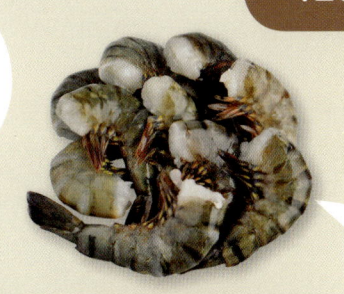

そのほか

- ホタテ貝柱 125g
- エビ 170g（殻を除いて145g）

貝柱なら内臓部分を含まないので、NASH（ナッシュ）の人にも安心です。

低エネルギーですが、コレステロールが多いので食べすぎないように。

加工品の塩分に注意！

魚の干物や、塩サバ、塩ザケなどは、塩分をかなり多く含んでいます。しょうゆをかけて食べるのはもってのほか。タラコや明太子、ちくわやさつま揚げなどの練り物にも、塩分が多く含まれています。どの食品も、食べすぎないように気をつけてください。

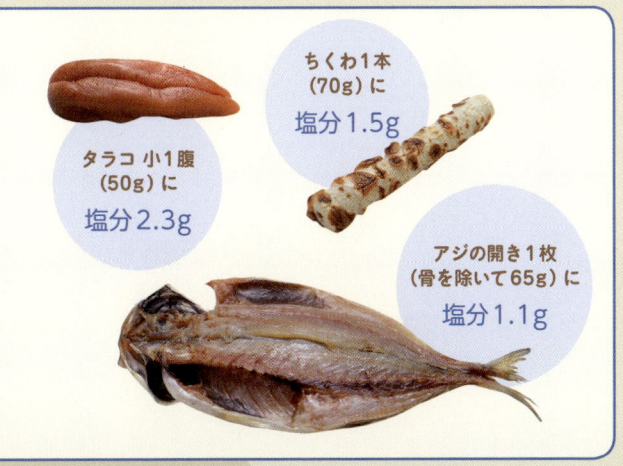

- タラコ 小1腹（50g）に 塩分2.3g
- ちくわ1本（70g）に 塩分1.5g
- アジの開き1枚（骨を除いて65g）に 塩分1.1g

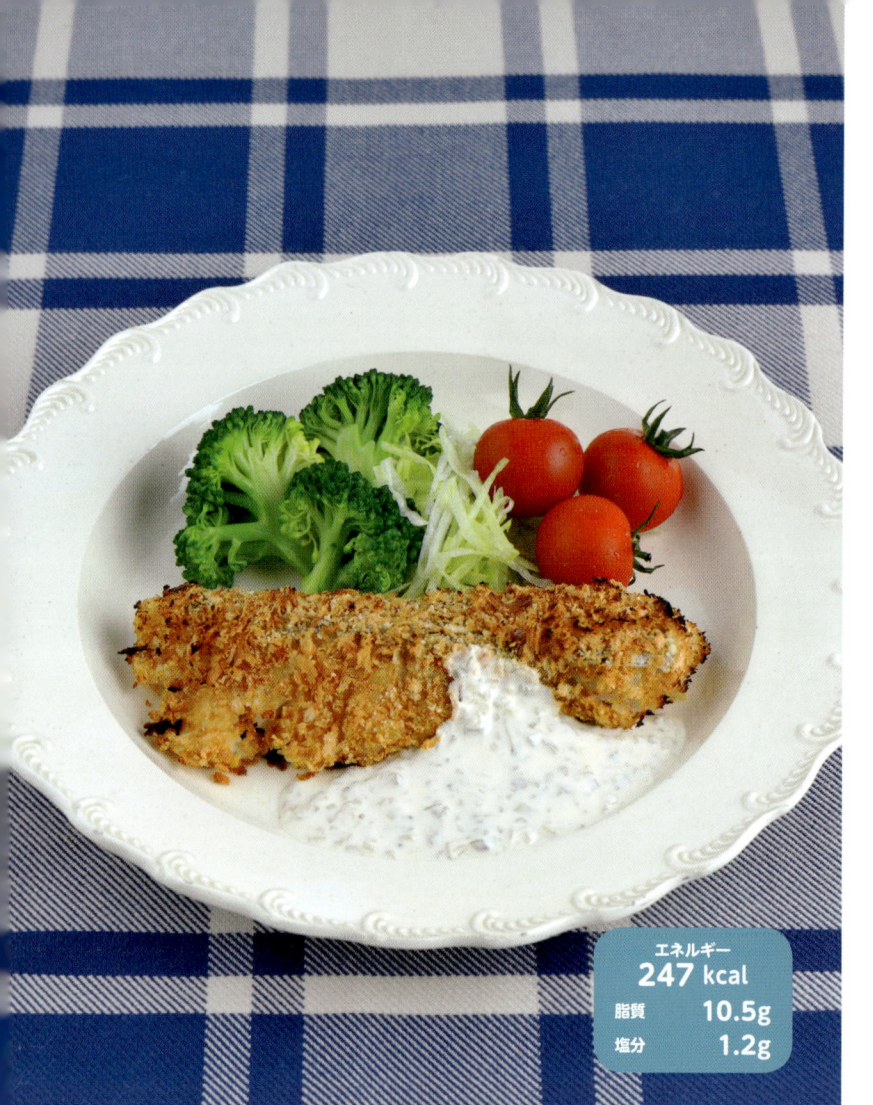

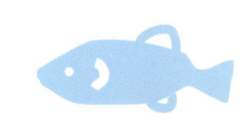

タラのパン粉焼き ヨーグルトソース

粉チーズを混ぜたパン粉の衣が香ばしい。
マヨネーズにヨーグルトを混ぜたヘルシーなソースで。

エネルギー
247 kcal
脂質 10.5g
塩分 1.2g

材料（1人分）

- タラ（切り身）……………100g
- 塩……………ミﾆﾃﾞﾝ1/4(0.3g)
- こしょう……………………少量
- 酒……………………小さじ1(5g)
- パン粉……………大さじ2(6g)
- 粉チーズ…………小さじ1/2(1g)
- 小麦粉………小さじ1 1/3(4g)
- とき卵………………………12g
- プレーンヨーグルト………20g
- a マヨネーズ……小さじ2 1/2(10g)
- きゅうりのピクルス（みじん切り）
  ……………………………10g
- レタス……………小1/2枚(15g)
- ミニトマト………………3個(30g)
- ブロッコリー………………30g

作り方

1. タラは塩とこしょうをふって10分ほどおき、水けをふいて、酒をふる。
2. パン粉はフライパンで色がついて香ばしくなるまでいり、粉チーズを加えてよく混ぜる。
3. **1**に小麦粉をまぶし、とき卵にくぐらせ、**2**をつける。
4. オーブントースターに入れ、5～7分焼く。
5. **a**を混ぜてソースを作る。
6. **4**を皿に盛り、せん切りのレタス、ミニトマト、ゆでたブロッコリーを添え、タラに**5**のソースをかける。

80

アジの南蛮揚げ

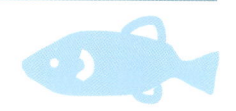

カラリと揚げたアジを甘酢だれでさっぱりと。
揚げ物の衣は薄いほど油を吸いにくくなります。

材料（1人分）

- アジ……………… 大1尾(90g)
- かたくり粉…… 大さじ1弱(8g)
- きゅうり……………… 1/4本(25g)
- 紫玉ねぎ……………………… 10g
- 赤とうがらし（乾）………… 1本
- ⓐ 酢……………… 小さじ2(10g)
- ⓐ 砂糖………… 小さじ1 2/3(5g)
- ⓐ 塩………………… ミニさじ5/6(1g)
- 青梗菜………………………… 60g
- きくらげ（乾）………………… 2g
- ごま油……………… 小さじ1/2(2g)
- 酒………………… 小さじ1(5g)
- 塩………………… ミニさじ1/2弱(0.5g)
- 揚げ油……………………… 適量

作り方

1 きゅうりは縦4等分に切ってから7～8mm幅の小口切り、紫玉ねぎは1cm角、とうがらしは小口切りにして、すべてボールに入れる。

2 なべにⓐを入れて火にかけ、煮立ったら火を消す。さめたら、1に加えて混ぜ合わせる。

3 アジは三枚おろしにし、かたくり粉をまぶす。180℃に熱した揚げ油で、色よく揚げる。

4 揚げたての3と2を合わせる。

5 青梗菜は長さを半分に切り、根元部分は縦4～6つ割りにし、熱湯でさっとゆでる。きくらげは水でもどす。

6 フライパンにごま油を熱し、5をいため、酒と塩で調味する。

7 器に4を盛り、6を添える。

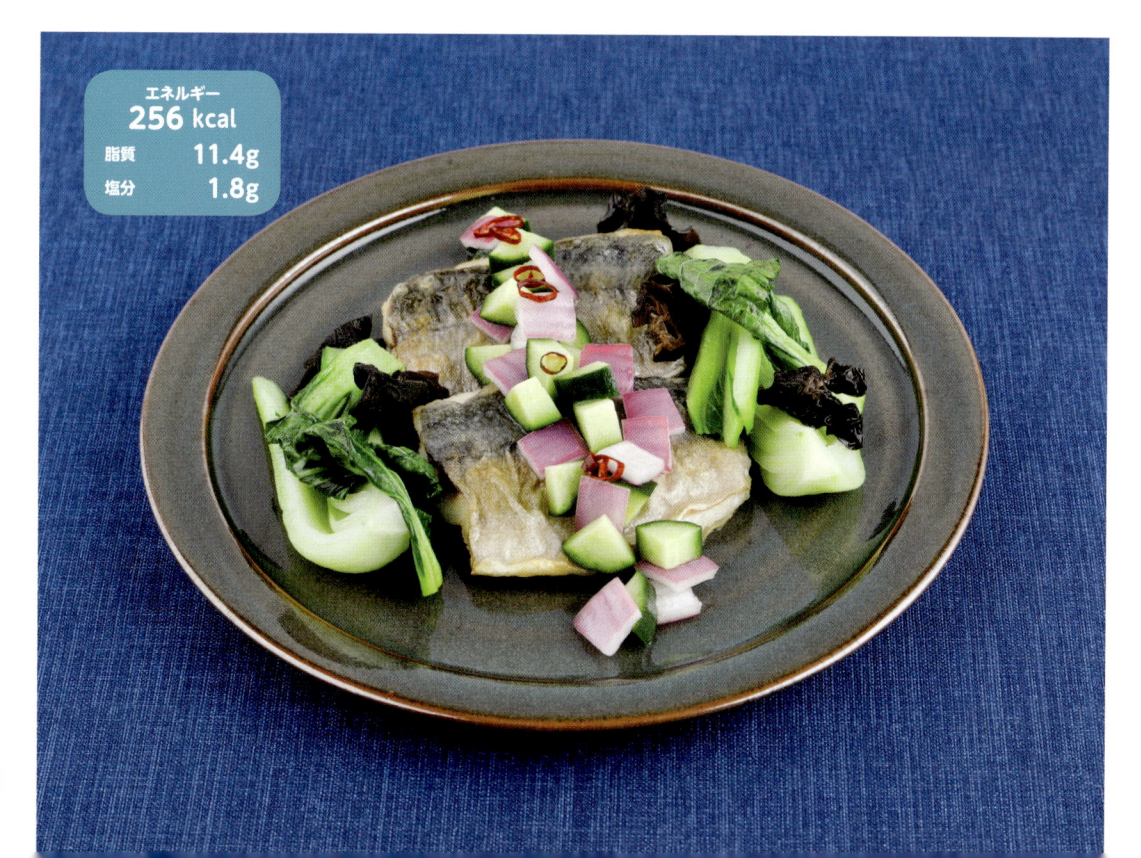

エネルギー 256 kcal
脂質 11.4g
塩分 1.8g

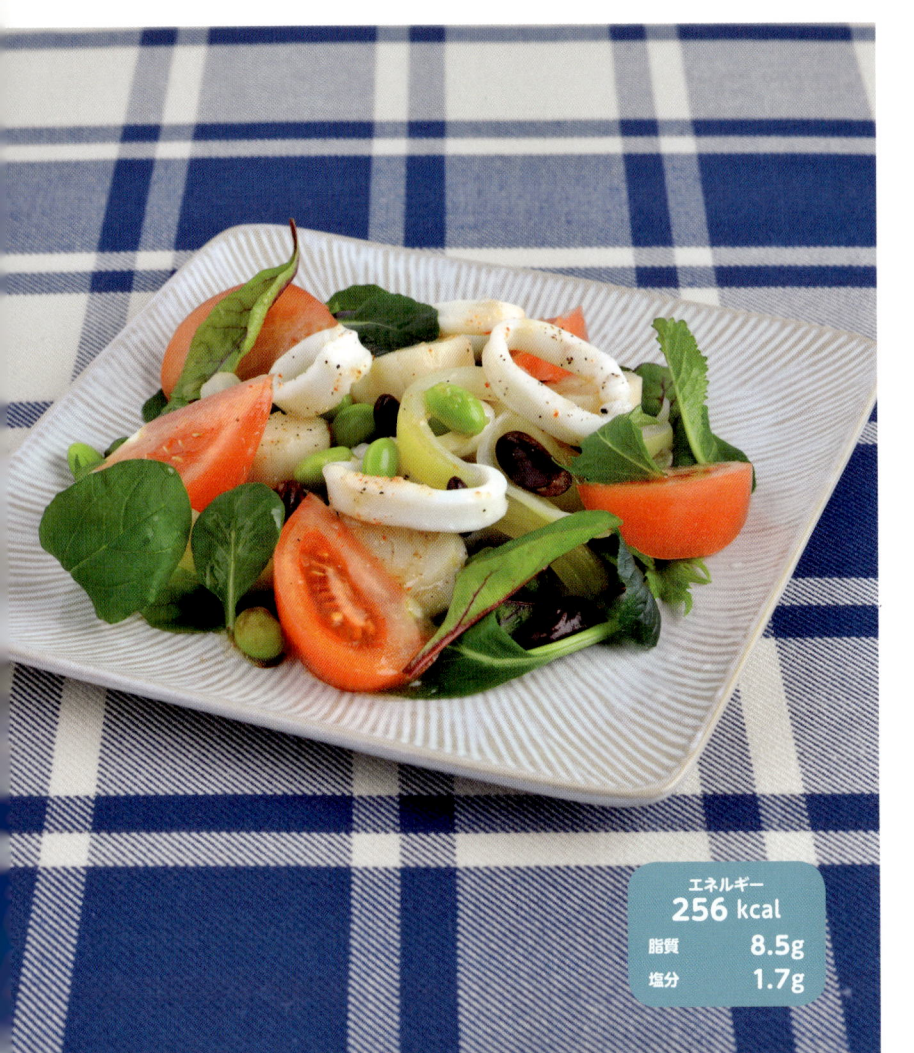

シーフードのワイン蒸し

たっぷりのホタテ貝柱とイカをサラダ仕立てに。
イタリアンドレッシングなどが合います。

エネルギー **256 kcal**
脂質 8.5g
塩分 1.7g

材料（1人分）

- スルメイカの胴 ……………… 60g
- ホタテ貝柱 …………………… 60g
- 玉ねぎ ……………… 1/5個（40g）
- ゆで枝豆 ……………………… 20g
- ゆでいんげん豆 ……………… 15g
- ベビーリーフ ………………… 15g
- トマト ……………… 1/4個（50g）
- ⓐ ┌ 白ワイン ……… 小さじ2（10g）
  ├ 塩 ………… ミニスプーン1/2弱（0.5g）
  └ 黒こしょう ……………… 少量
- ドレッシング（市販品）……… 15g

作り方

1. イカの胴は、1cm幅の輪切りにし、ホタテ貝柱は食べやすく切る。
2. 玉ねぎは1cm幅のくし形切りにする。
3. フライパンに1、2、枝豆、いんげん豆を入れ、ⓐをふり、ふたをして弱火にかけて3～4分蒸し焼きにする。
4. 器にベビーリーフを敷いて、3を盛り、くし形に切ったトマトをのせる。
5. 好みのドレッシングをかける。

エビのカレーヨーグルト煮

ヨーグルトであっさり仕上げたエスニックカレー風。
脂質が少なめな分、カシューナッツでコクをプラス。

材料（1人分）

- エビ（ブラックタイガー） …………………… 5尾（80g）
- ⓐ
  - 塩 ………………… ミニスプーン1/4（0.3g）
  - こしょう ………………… 少量
  - にんにく ………………… 1/5かけ（1g）
  - カレー粉 ………… 小さじ1/2（1g）
- 玉ねぎ ………………… 1/4個（50g）
- オクラ ………………… 2本（20g）
- サラダ油 ………… 小さじ3/4（3g）
- 白ワイン ………… 小さじ2（10g）
- プレーンヨーグルト ………… 70g
- カシューナッツ ………… 12g

作り方

1. エビは背わたを除いて殻をむき、背に切り込みを入れ、ⓐをまぶす。
2. 玉ねぎは薄切りに、オクラは斜めに一口大に切る。
3. フライパンに油を熱し、1をいため、色が変わったら2を加えていためる。
4. 全体に油がまわったら、白ワインを加え、ふたをして1～2分煮る。
5. ヨーグルトとカシューナッツを加えてよく混ぜ合わせ、ひと煮して器に盛る。

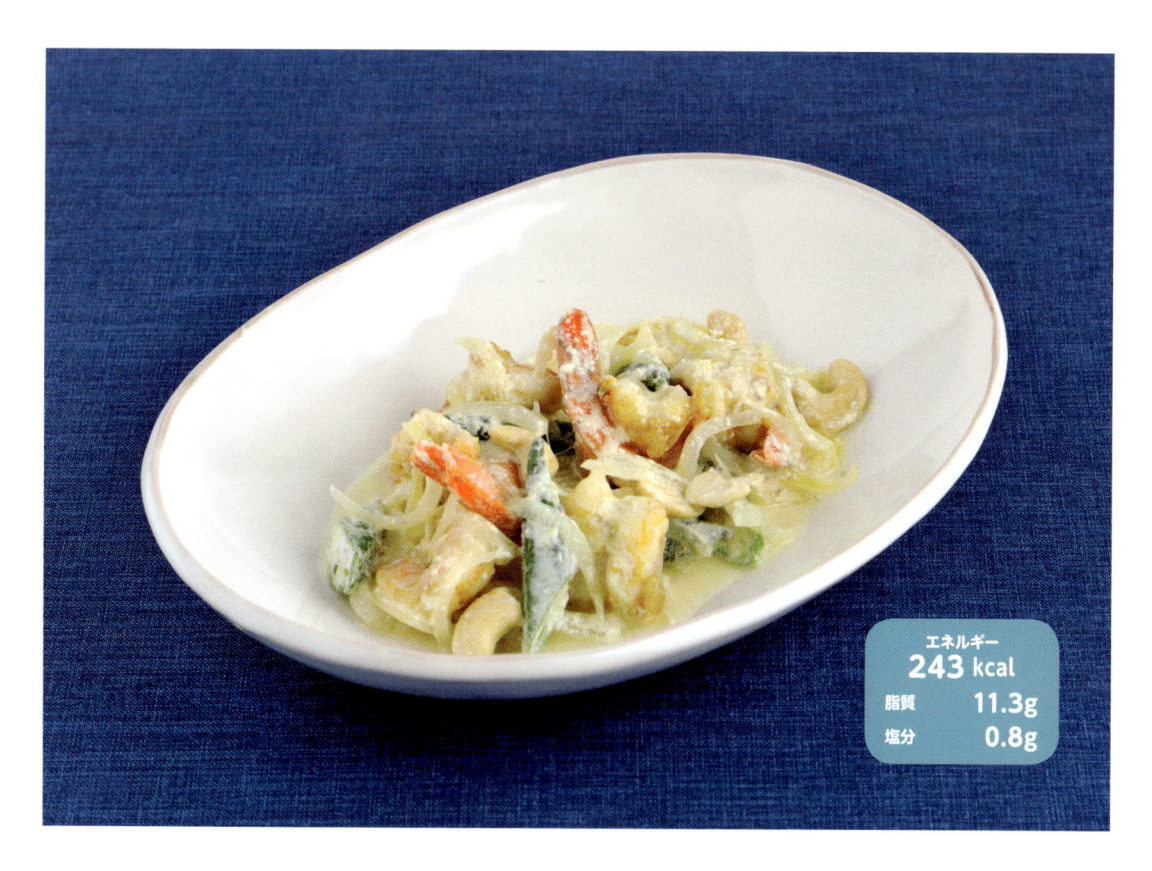

エネルギー **243** kcal
脂質 **11.3g**
塩分 **0.8g**

組み合わせて食べる**単品料理**

野菜たっぷりの副菜

☑ 野菜は一日に350ｇ以上食べるのが理想。
☑ ビタミン、ミネラル、食物繊維をしっかり補って。

緑黄色野菜

β-カロテン量が100gあたり600μg以上の野菜が緑黄色野菜。600μg未満でもトマト、ピーマン、アスパラガスなど一部の野菜は緑黄色野菜とされます。

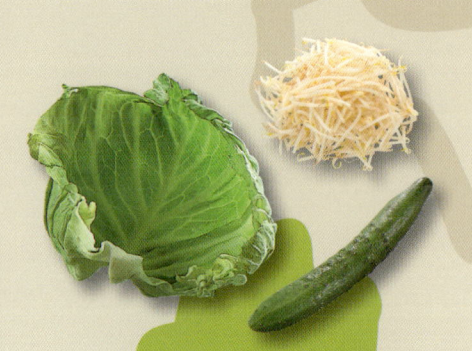

淡色野菜

大根、キャベツ、きゅうり、なすなど、緑黄色野菜以外の野菜。おもにビタミンCや食物繊維の供給源です。食物繊維には、腸内の環境を整える働きもあります。

きのこ・海藻

低エネルギーで、食物繊維が豊富。きのこには、ビタミンB₁、B₂、Dが多く含まれます。海藻は、鉄やカルシウムなどミネラルの宝庫。海藻の鉄は非ヘム鉄なので、NASHの人も適度に食べて問題ありません。

野菜は一日350g以上を目安に食べましょう。そのうち、120g以上は、にんじん、小松菜、青梗菜、にらなどの緑黄色野菜を摂取することが推奨されています。

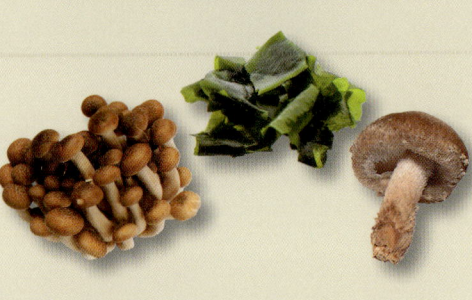

野菜をたくさん食べるには、生よりも加熱してかさを減らすのがおすすめ。特に、小松菜、白菜、春菊などの葉物の野菜は、意外なほどたくさん食べられます。

生野菜のサラダは手軽ですが、マヨネーズやドレッシングのかけすぎに気をつけましょう。野菜をせん切りにすると、少量のドレッシングでもからみやすくなります。

一日に350g以上の野菜をとるためには、1回の食事で少なくとも100g以上の野菜をとることが必要。ここでは1品で野菜が約100gとれる副菜を紹介します。

84

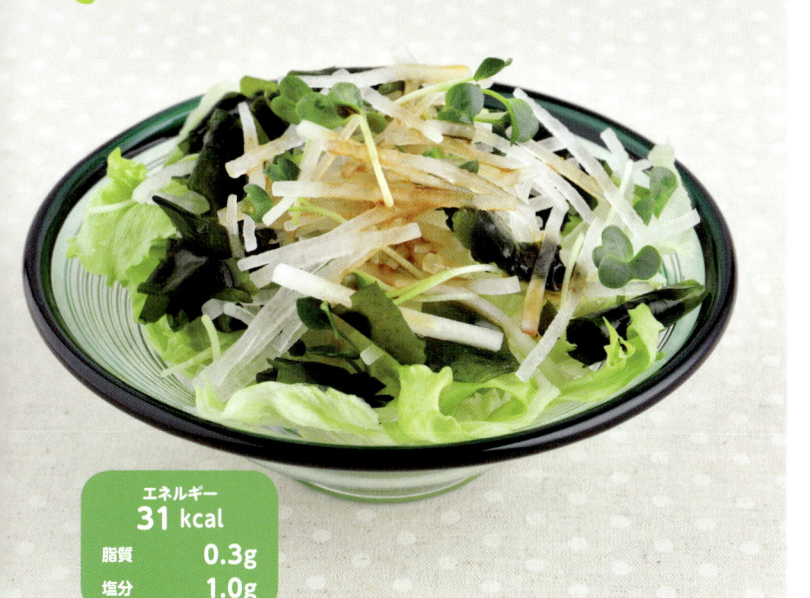

大根とわかめのサラダ
食事の最初に食べて食欲をおちつかせましょう。

材料（1人分）
- 大根……………………………60g
- かいわれ大根……………………10g
- レタス……………………………25g
- わかめ…………………もどして40g
- ノンオイル和風ドレッシング
   ……………………小さじ2（10g）

作り方
1. 大根は皮をむき、4cm長さのせん切りにする。かいわれ大根は根を除き、長さを半分に切って、大根とともに水にさらし、ざるにあげる。
2. レタスは食べやすい大きさにちぎり、水にさらし、水けをきる。
3. わかめは食べやすい大きさに切る。
4. 器に1、2、3を盛り合わせ、ドレッシングをかける。

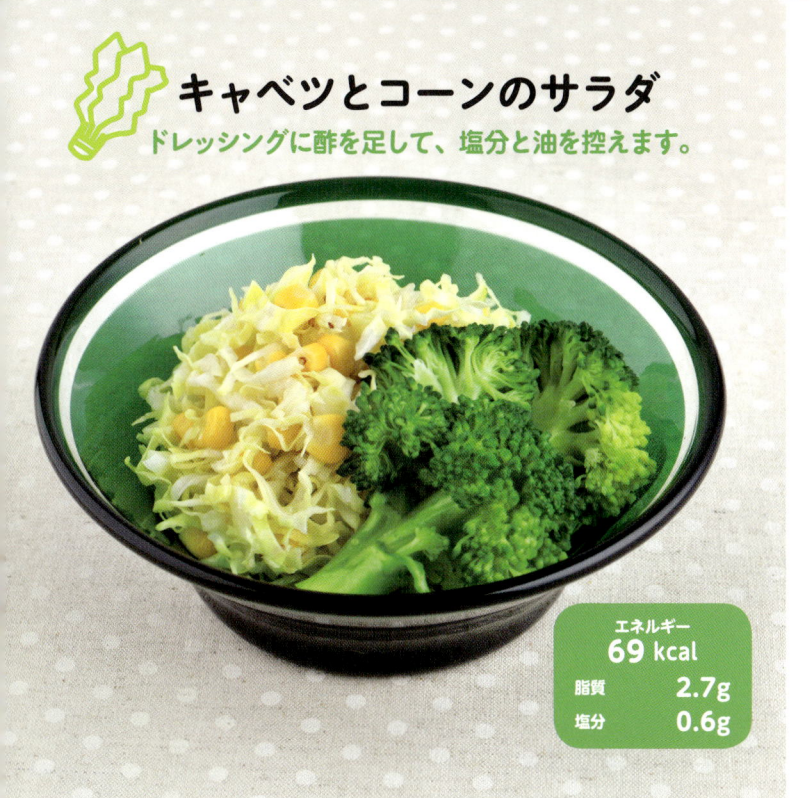

エネルギー **31 kcal**
脂質 0.3g
塩分 1.0g

キャベツとコーンのサラダ
ドレッシングに酢を足して、塩分と油を控えます。

材料（1人分）
- キャベツ………………大1/2枚（50g）
- コーン缶詰め（粒）………………30g
- ブロッコリー………………………30g
- ⓐ
  - フレンチドレッシング……小さじ1（5g）
  - 粒マスタード……………小さじ1/5（1g）
  - 酢…………………………小さじ3/5（3g）
  - 塩……………………ミニスプーン1/6（0.2g）

作り方
1. キャベツはせん切りして水にさらす。ざるにあげて水けをきる。
2. コーンはざるにあけ、水けをきる。
3. ブロッコリーは小房に分け、熱湯でゆでてさます。
4. ボールにⓐを混ぜ合わせ、1と2を加えてあえる。
5. 器に4を盛り、3を添える。

エネルギー **69 kcal**
脂質 2.7g
塩分 0.6g

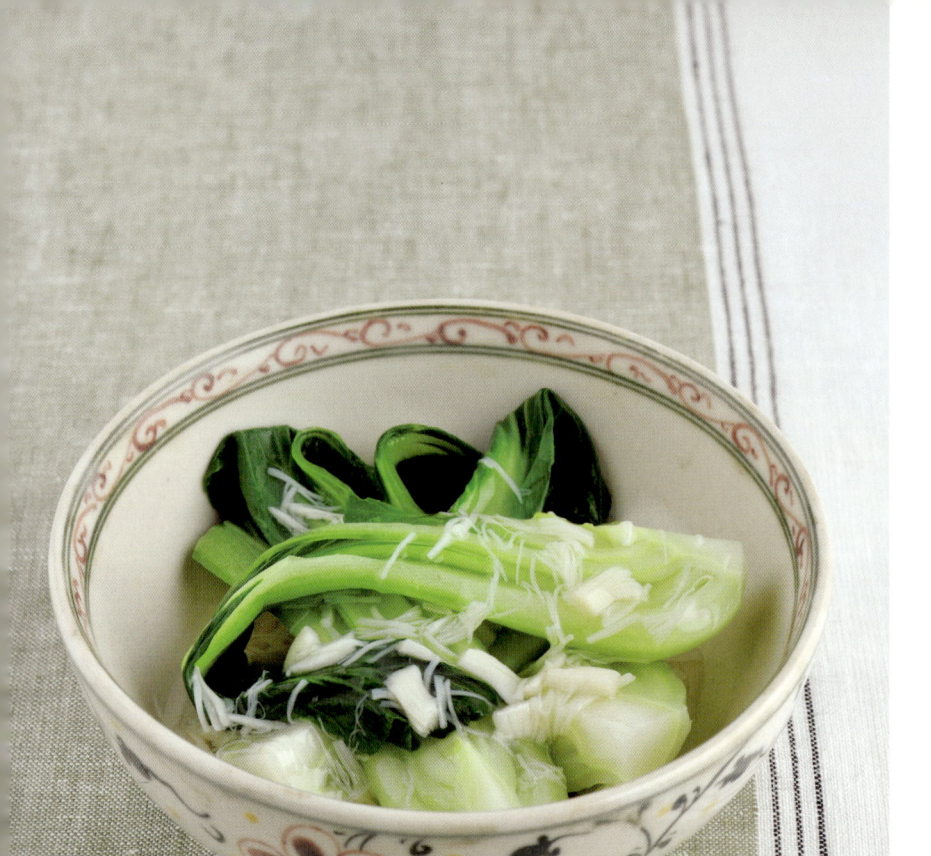

青梗菜のホタテあんかけ

しょうがをきかせたホタテあんがやさしい味わい。
青梗菜を白菜や小松菜にかえても。

エネルギー
41 kcal
脂質 0.3g
塩分 1.2g

材料（1人分）

青梗菜	100g
ホタテ貝柱水煮缶詰め	15g
しょうが	2g
ａ 固形コンソメ（小）	1/3個(1.5g)
水	大さじ3(45㎖)
酒	大さじ1/2強(8g)
塩	ミニスプーン1/4(0.3g)
かたくり粉	小さじ1/2(1.5g)
水	小さじ3/5(3㎖)

作り方

1 青梗菜は縦に4等分に切ってゆで、冷水にとってさまし、水けを絞る。
2 しょうがはみじん切りにする。
3 なべにａ、2、ほぐしたホタテ貝柱を入れて火にかけて煮立て、水どきかたくり粉でとろみをつける。
4 器に1を盛りつけ、3をかける。

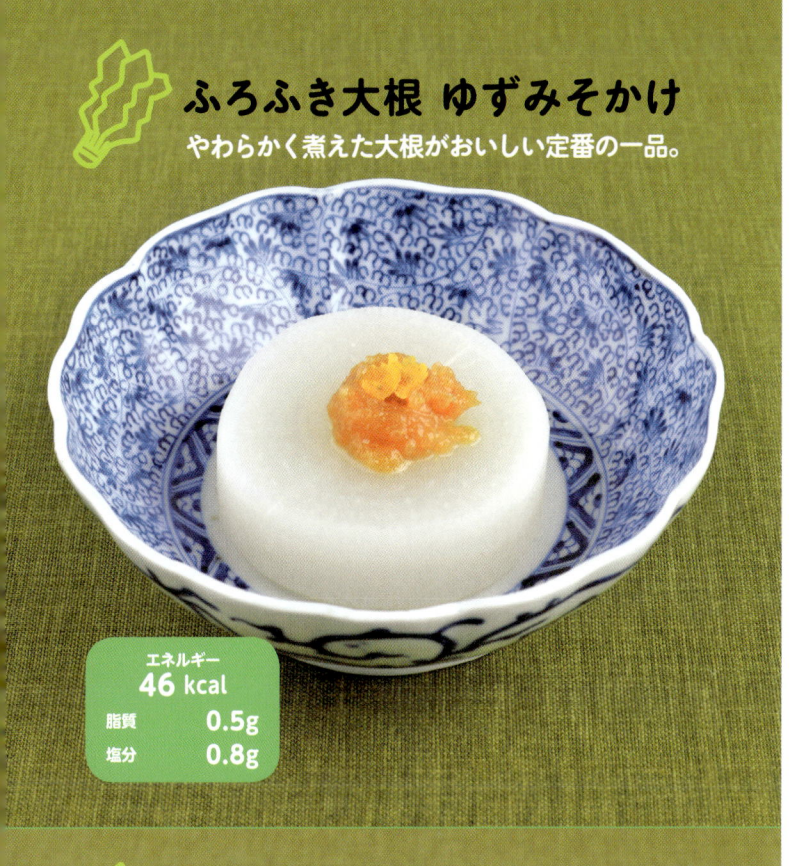

ふろふき大根 ゆずみそかけ
やわらかく煮えた大根がおいしい定番の一品。

エネルギー **46** kcal
脂質 **0.5g**
塩分 **0.8g**

材料（1人分）
- 大根·················120g
- こんぶ·············2㎝角(0.5g)
- ┌ みそ···············小さじ1(6g)
- │ 砂糖···············小さじ1(3g)
- └ ゆず果汁·················2g
- ゆず皮·················少量

作り方
1. 大根は2㎝厚さの輪切りにし、皮をむいて、面とりする。
2. なべに大根を入れ、米のとぎ汁と水をかぶるくらい加えて火にかけ、大根に火が通ったら、冷水にとって洗う。
3. なべに2、こんぶ、かぶるくらいの水を入れて火にかけ、大根がやわらかくなるまで煮含める。
4. 別のなべにみそ、砂糖を入れて、つやが出るまで練り合わせながら煮て、ゆず果汁を加え混ぜる。
5. 器に3の大根を盛り、4とゆずの皮をのせる。

小松菜とまいたけの煮浸し
まいたけの風味が引き立つさっぱり味。

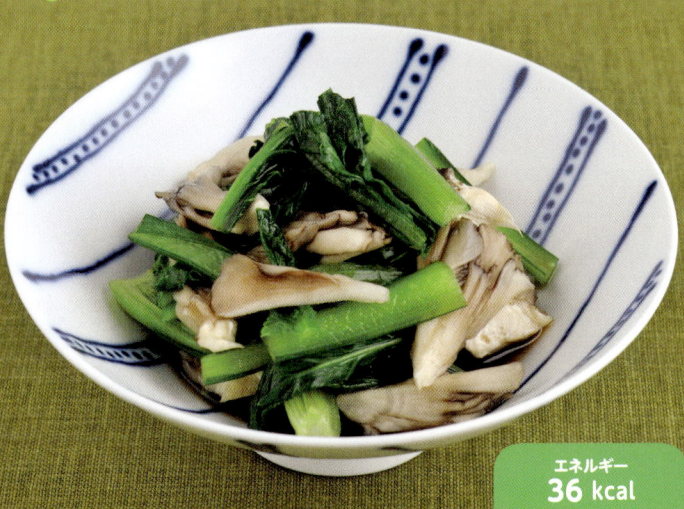

エネルギー **36** kcal
脂質 **0.5g**
塩分 **0.5g**

材料（1人分）
- 小松菜·············2株(80g)
- まいたけ···········2/5パック(40g)
- ┌ だし···············大さじ3(45㎖)
- ⓐ │ しょうゆ·········小さじ1/2(3g)
- └ みりん·············小さじ1(6g)

作り方
1. 小松菜はゆでて冷水にとってさまし、水けを絞って3〜4㎝長さに切る。
2. まいたけは石づきを除き、小房に分ける。
3. なべにⓐを煮立て、2を加えて煮る。
4. まいたけに火が通ったら、1を加え、ひと煮立ちさせ、器に盛る。

ラタトゥイユ

野菜のうま味がしっかり引き出された洋風煮物。ホールトマトでコクとうま味をプラスします。

エネルギー **65** kcal
脂質 **2.3g**
塩分 **0.6g**

材料（1人分）
- なす ……………………… 1/3本（50g）
- ズッキーニ ……………… 1/5本（30g）
- 玉ねぎ …………………… 1/5個（40g）
- ピーマン ………………… 1/3個（8g）
- 黄ピーマン ……………………… 15g
- にんにく ………………… 1/3かけ（2g）
- ホールトマト缶詰め ………… 40g
- オリーブ油 …………… 小さじ1/2（2g）
- 塩 ………………… ミニスプーン1/4（0.3g）
- こしょう ………………………… 少量

作り方
1. なすは5mm厚さの半月切り、ズッキーニは5mm厚さの輪切り、玉ねぎは薄切りにする。ピーマン類は乱切りにする。
2. なべを熱してオリーブ油を入れ、みじん切りにしたにんにくをいためて、香りが出たら1を入れていためる。
3. 2にトマトの水煮を缶汁ごと入れ、煮立ったら弱火にし、塩とこしょうで調味する。

そら豆のベーコンソテー

コロコロしているので食べるのに時間がかかり、早食い防止に。

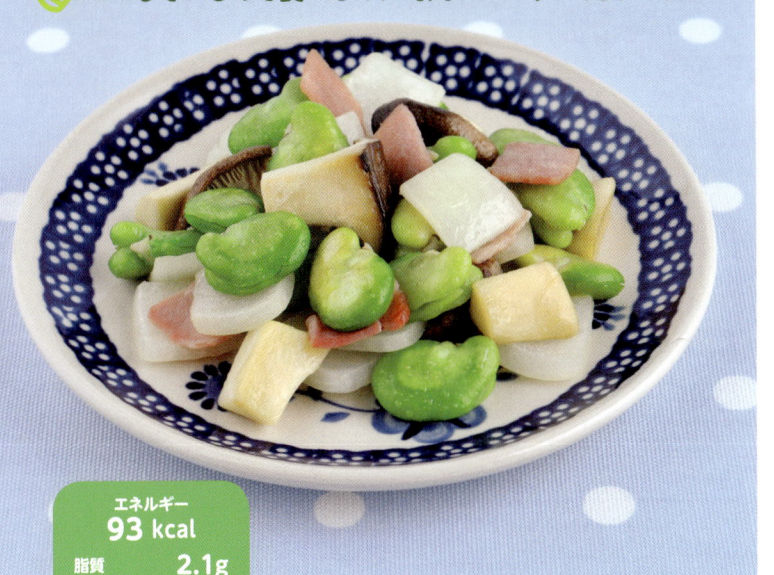

エネルギー **93** kcal
脂質 2.1g
塩分 0.5g

材料（1人分）
- そら豆……………………………50g
- ベーコンの薄切り……………1/3枚(7g)
- 玉ねぎ………………………1/6個(30g)
- エリンギ……………………1/2本(20g)
- オリーブ油………………小さじ1/4(1g)
- 塩……………………………ミニテン1/4(0.3g)
- こしょう……………………………少量

作り方
1. そら豆はゆでて、薄皮をむく。
2. ベーコンと玉ねぎは2cm角に切る。エリンギは縦4つ割りにし、3cm長さに切る。
3. フライパンを熱し、オリーブ油を加え、2のベーコンをいため、玉ねぎ、エリンギを加えていためる。
4. 火が通ったら、そら豆も加え、塩とこしょうで調味する。

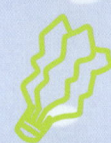

もやしとにらの卵とじ

野菜のシャキシャキした食感を楽しんで。

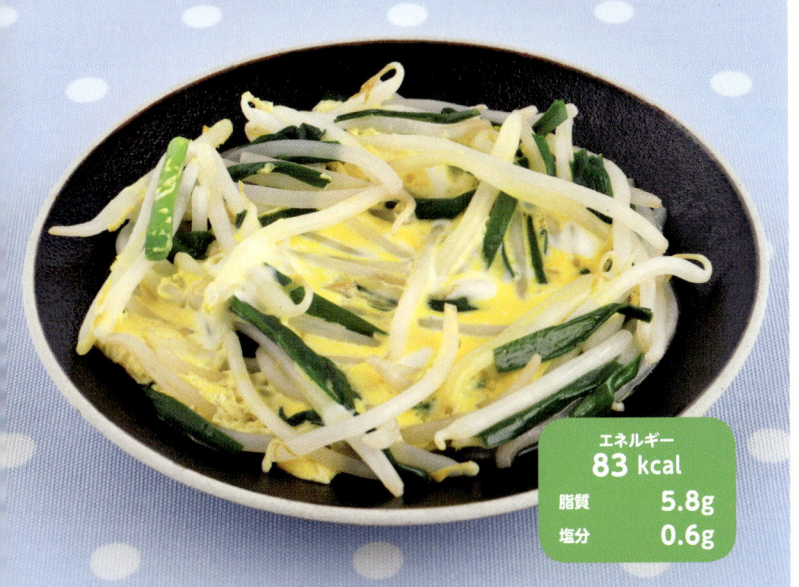

エネルギー **83** kcal
脂質 5.8g
塩分 0.6g

材料（1人分）
- もやし………………………1/3袋(70g)
- にら…………………………1/3束(30g)
- 卵……………………………1/2個(25g)
- サラダ油………………小さじ3/4(3g)
- だし………………………1/5ｶｯﾌﾟ(40mℓ)
- 塩……………………………ミニテン1/2弱(0.5g)
- こしょう……………………………少量

作り方
1. にらは3～4cm長さに切る。
2. フライパンに油を熱し、強火でもやしをいためる。にらも加えてさらにいためる。
3. だしを加えて煮立たせ、塩とこしょうで調味する。
4. 全体に味がなじんだら、割りほぐした卵をまわし入れる。
5. 卵に火が通ったら火を消し、器に盛る。

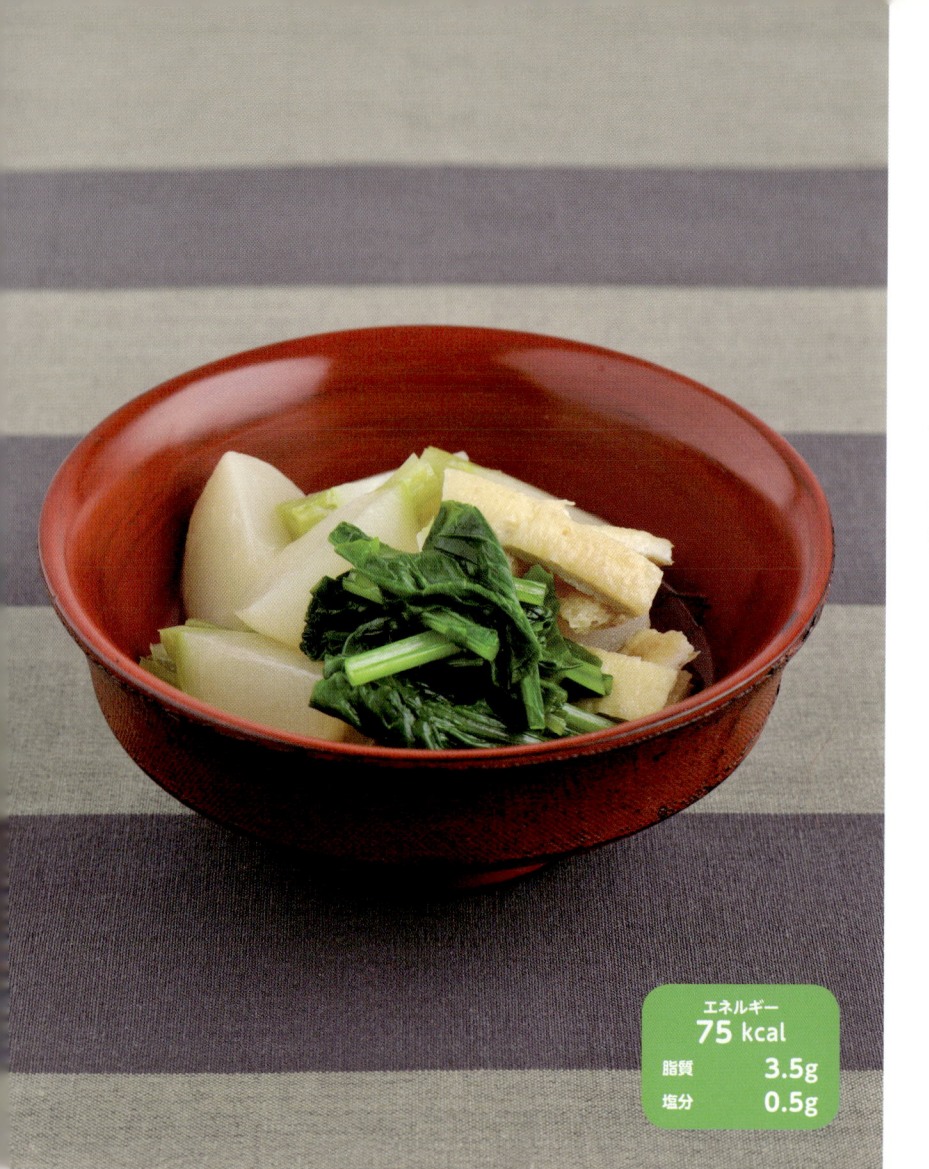

小かぶと油揚げの煮物

ほっとする味つけで、かぶがたっぷり食べられます。煮汁がしみ込んだ油揚げもおいしい。

エネルギー
75 kcal
脂質 3.5g
塩分 0.5g

材料（1人分）
- かぶ……………… 1½個（100g）
- かぶの葉………………… 15g
- 油揚げ……………… ½枚（10g）
- だし……………… ½ｶﾞ（100mℓ）
- みりん……………… 小さじ½（3g）
- しょうゆ…………… 小さじ½（3g）

作り方
1. かぶは茎を少し残して葉を切り落とし、皮をむいて4等分に切る。かぶの葉は3～4cm長さに切る。
2. 油揚げは熱湯で湯通しし、1cm幅の短冊切りにする。
3. なべにだしとかぶを入れて火にかける。煮立ったら、油揚げ、みりん、しょうゆを入れて煮る。
4. かぶに火が通ったら、かぶの葉を入れて煮る。

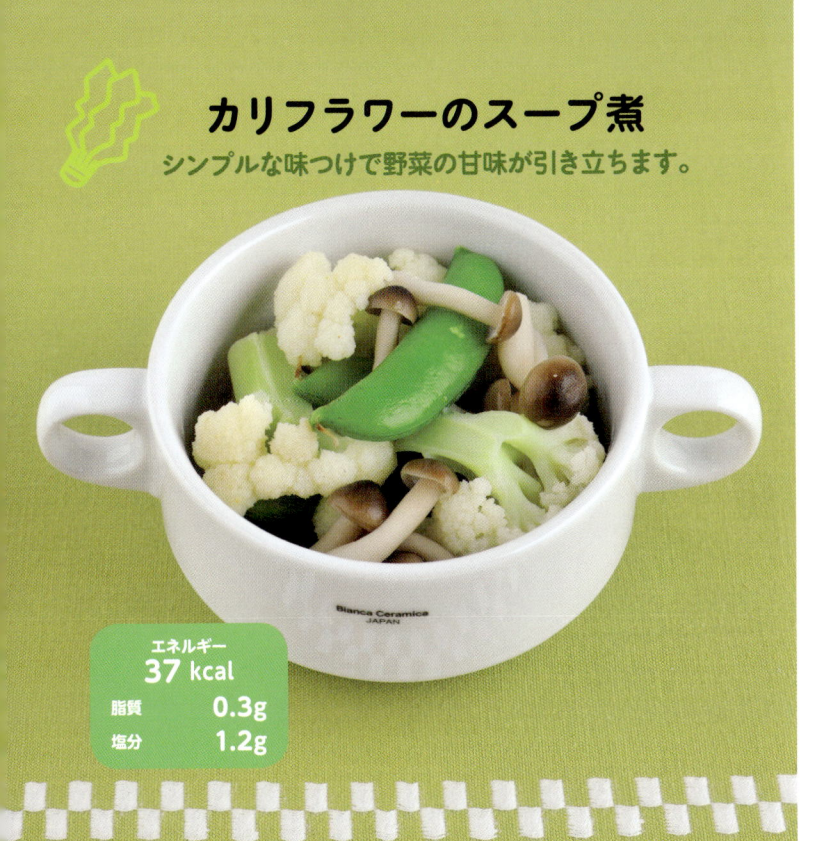

カリフラワーのスープ煮
シンプルな味つけで野菜の甘味が引き立ちます。

材料（1人分）
カリフラワー……………………………60g
スナップえんどう………………3枚（30g）
しめじ……………………………1/6パック（15g）
固形コンソメ（小）……………1/2個（2g）
水…………………………3/5ｶｯﾌﾟ強（130㎖）
塩………………………………ﾐﾆｽﾌﾟｰﾝ1/4（0.3g）
こしょう………………………………少量

作り方
1 カリフラワーは小房に分ける。
2 スナップえんどうは筋を除く。
3 しめじは石づきを除き、ほぐす。
4 なべに固形コンソメと水を入れて火にかけ、煮立ったら1、2、3を加えて煮る。塩とこしょうで調味する。

エネルギー **37 kcal**
脂質 0.3g
塩分 1.2g

白菜とさやえんどうのみそ汁
汁よりも、たっぷりの具を食べる感覚で。

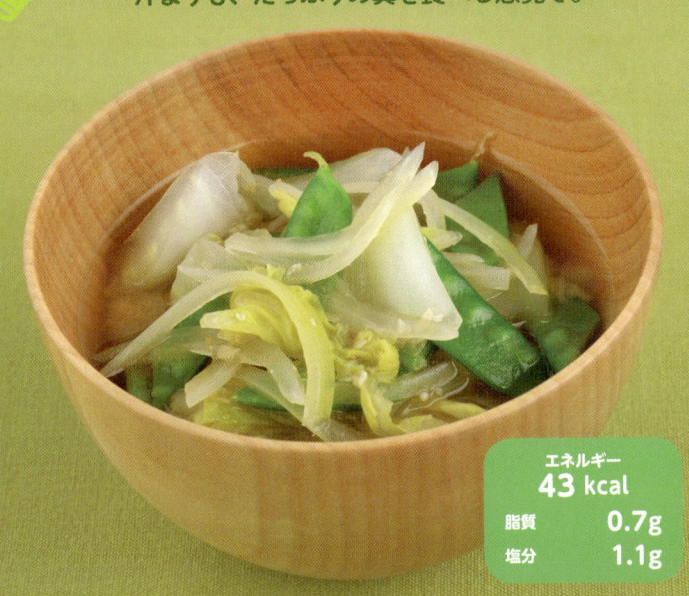

材料（1人分）
白菜………………………………1/3枚（50g）
さやえんどう……………………5枚（15g）
玉ねぎ……………………………1/6個（30g）
だし………………………3/5ｶｯﾌﾟ強（130㎖）
みそ………………………………小さじ1 1/3（8g）

作り方
1 白菜は2〜3㎝長さに切る。
2 さやえんどうは筋を除き、斜めに半分に切る。
3 玉ねぎは薄切りにする。
4 なべにだしを加え、1、2、3を加えて煮る。火が通ったら、みそをとき入れる。煮立つ直前に火を消し、器に盛る。

エネルギー **43 kcal**
脂質 0.7g
塩分 1.1g

1品でバランスがとれる どんぶり・めん類

1品に主食と主菜が盛りこまれたどんぶりやめん類は、バランスのよい献立作りの強い味方。昼食や、手早く用意したい夕食におすすめです。野菜もしっかりとれるレシピをそろえましたが、副菜を1品プラスすればさらに栄養バランスアップ。

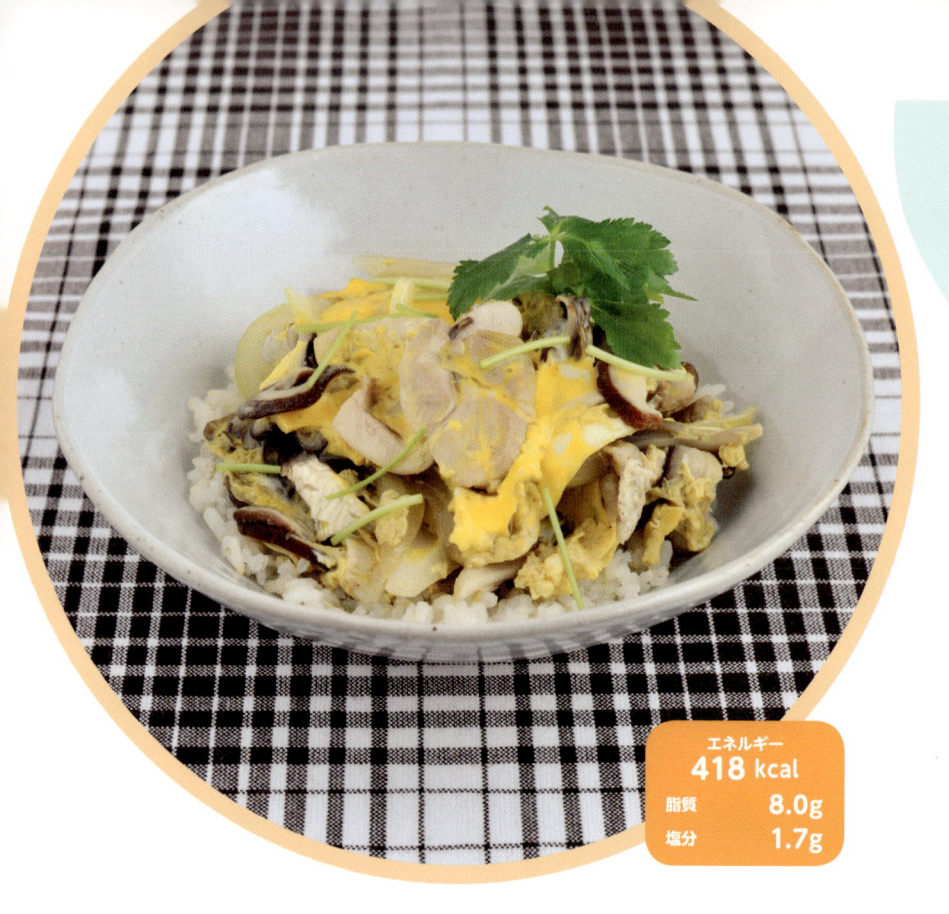

エネルギー 418 kcal
脂質 8.0g
塩分 1.7g

きのこ入り親子丼

たっぷりのきのこでうま味とボリュームを加えれば、お肉少なめでも満足できます。

材料（1人分）

ごはん（胚芽精米）	150g
鶏もも肉（皮なし）	40g
まいたけ	1/3パック（30g）
生しいたけ	大1個（20g）
玉ねぎ	1/5個（40g）
糸三つ葉	3g
卵	1個（50g）
だし	2/5カップ（80mℓ）
ⓐ みりん	小さじ1/2（3g）
ⓐ しょうゆ	小さじ1 1/2（9g）
ⓐ 砂糖	小さじ1/2（1.5g）

作り方

1. 鶏肉は食べやすい大きさに切る。
2. まいたけは小房に分け、しいたけは軸を除いて細切りに、玉ねぎは5mm幅のくし形切りにする。
3. 三つ葉は2～3cm長さに切る。
4. だしを煮立てて**1**を入れる。**2**も加え、煮立ったらアクを除く。
5. ⓐで調味し、卵をとき入れてふたをし、半熟状になったら火を消す。
6. 器にごはんを盛り、**5**をのせて、**3**の三つ葉を散らす。

簡単ビビンバ

野菜はシンプルにゆでたり塩もみしたりするだけなので簡単。
牛肉にしっかり味がついているので、よく混ぜて召し上がれ！

材料（1人分）

- ごはん（胚芽精米）………… 150g
- 牛もも肉……………………… 70g
  - ごま油……………… 小さじ1/2(2g)
  - 砂糖………………… 小さじ2/3(2g)
  - しょうゆ …………… 小さじ2/3(4g)
- ほうれん草………………… 2株(40g)
  - ごま油……………… 小さじ1/2(2g)
- 大豆もやし………………… 1/4袋(50g)
- 大根…………………………… 40g
- にんじん……………………… 10g
- 塩………………… ミニスプーン1/4(0.3g)
- いり白ごま………… 小さじ1/3(1g)

作り方

1. 牛肉は細切りにし、ごま油、砂糖、しょうゆで下味をつけ、フライパンでいためる。
2. ほうれん草はゆでて3cm長さに切り、ごま油をあえる。
3. もやしはゆでて水けをきる。
4. 大根とにんじんはせん切りにして、塩でもみ、水けを絞る。
5. 器にごはんを盛り、1、2、3、4を盛り合わせ、ごまをふる。

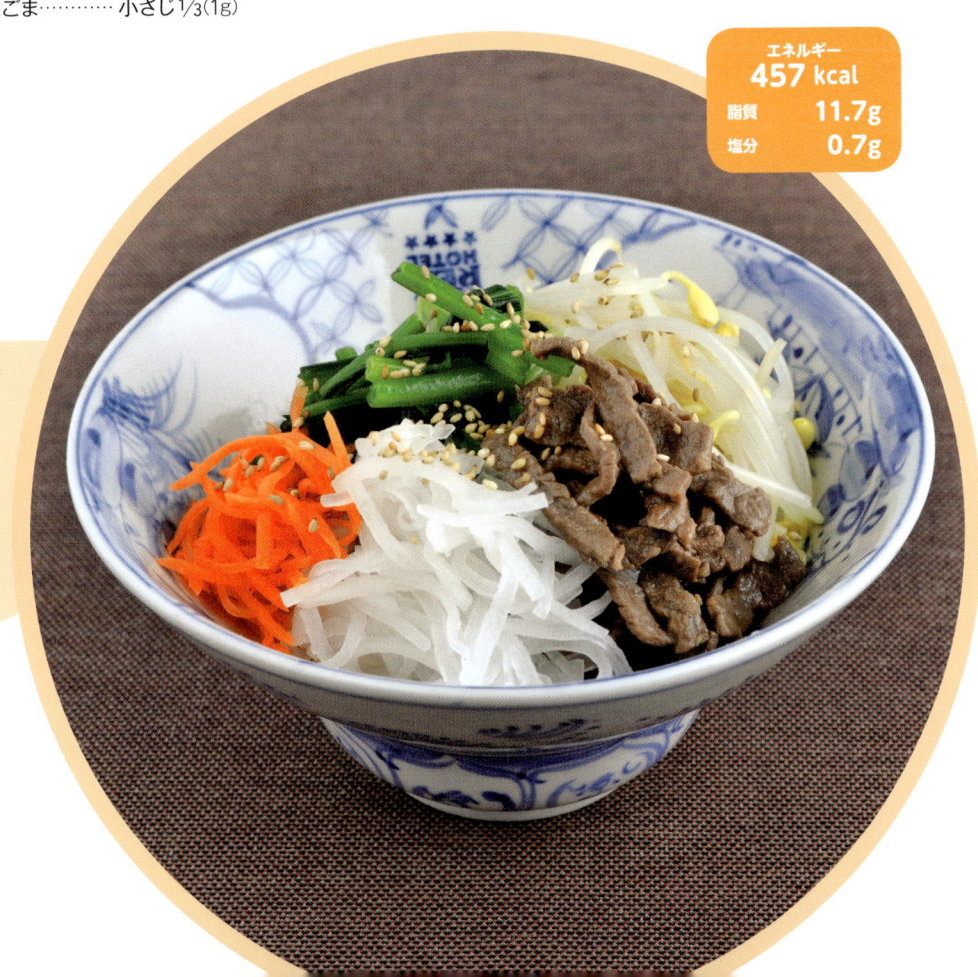

エネルギー 457 kcal
脂質 11.7g
塩分 0.7g

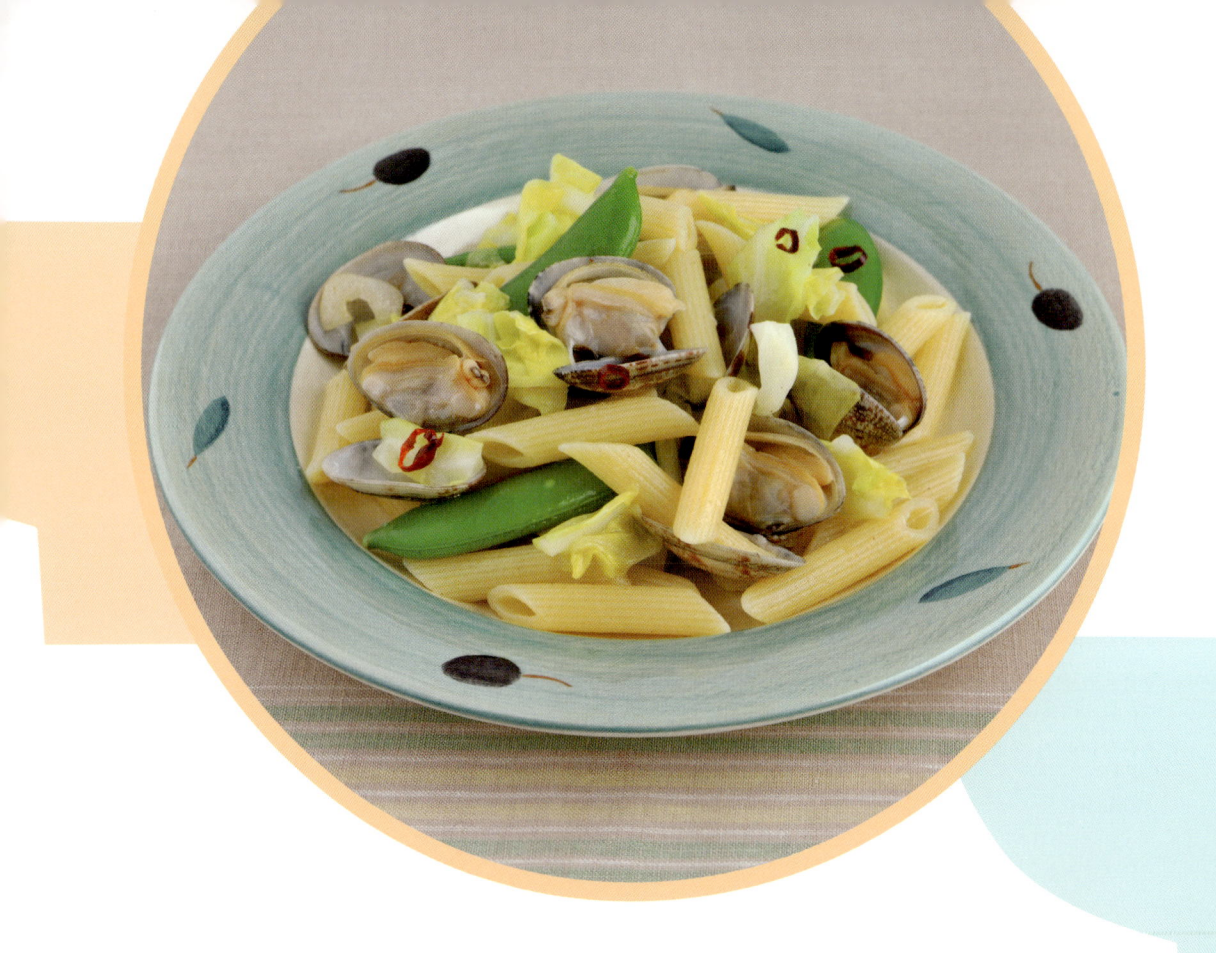

アサリのショートパスタ

パスタと野菜は時間差でいっしょにゆでるとらくちん。
アサリの風味をパスタにしっかりからませて。

エネルギー 397 kcal
脂質 7.2g
塩分 1.6g

材料（1人分）
- マカロニ（乾）……………………80g
- アサリ…………殻つき125g(50g)
- キャベツ……………小1枚(60g)
- スナップえんどう…1～2個(15g)
- にんにく………………1/3かけ(2g)
- 赤とうがらし（乾）……………1本
- オリーブ油………小さじ1 1/4(5g)
- 白ワイン…………大さじ1 1/5(18g)
- 塩………………ミニスプーン1/2弱(0.5g)
- こしょう……………………………少量

作り方
1 アサリは砂抜きをする。キャベツは3cm角に切り、スナップえんどうは筋を除いて斜め半分に切る。
2 にんにくは薄切りに、とうがらしは小口切りにする。
3 フライパンにオリーブ油を熱し、2をいため、香りが出たらアサリと白ワインを入れてふたをし、蒸し煮してアサリに火が通ったら、塩とこしょうで調味する。
4 マカロニをゆで、ゆで上がる数分前にキャベツとスナップえんどうもいっしょに入れてゆで上げる。
5 3に4を加え、いため合わせる。

ピリ辛冷やし中華

酢をベースに豆板醤をきかせたさっぱりだれが、塩分をおさえるポイントです。

材料（1人分）

- 中華めん（生）……………… 110g
- もやし……………… 1/6袋（30g）
- きゅうり……………… 1/3本（30g）
- ボンレスハム……………… 2枚（20g）
- トマト……………… 1/4個（50g）
- わかめ……………… もどして15g
- ┌ 卵 ……………… 1/2個（25g）
- └ サラダ油……………… 小さじ1/4（1g）
- ┌ 酢 ……………… 大さじ1 2/3（25g）
- │ しょうゆ……… 小さじ1 1/3（8g）
- │ 砂糖……………… 小さじ1/2（1.5g）
- ⓐ ごま油……………… 小さじ3/4（3g）
- │ 豆板醤……………………… 1g
- └ 水 ……………… 大さじ1 1/5（18mℓ）

作り方

1. もやしはゆでて、さます。
2. きゅうりとハムはせん切り、トマトは半月切り、わかめは食べやすい大きさに切る。
3. 卵はときほぐし、フライパンにサラダ油を薄くひいて流し入れ、薄焼き卵を作り、せん切りにする。
4. 中華めんは表示時間どおりにゆでてざるに上げ、冷水で洗ってさまし、水けをよくきる。
5. ⓐを混ぜ合わせてたれを作る。
6. 器に4と1、2、3の具を彩りよく盛りつけ、5のたれをかける。

エネルギー
446 kcal
脂質 8.9g
塩分 3.2g

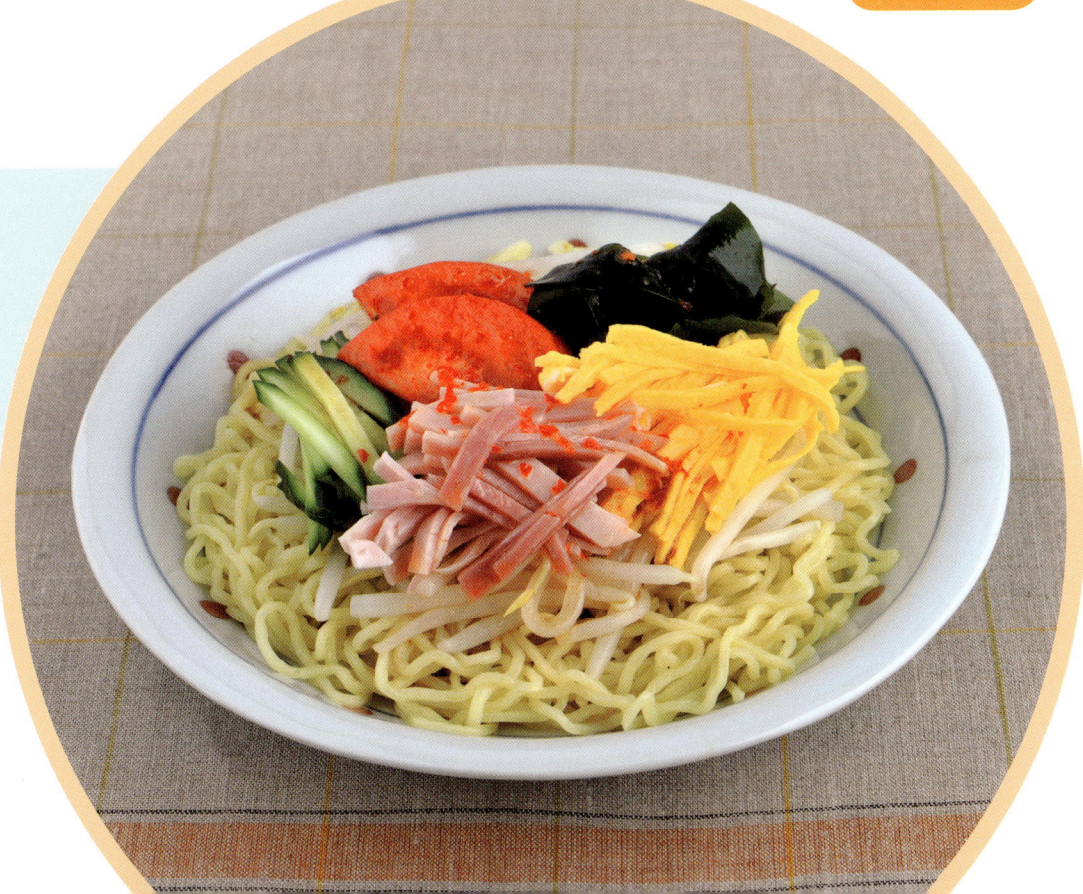

三色ごはん

**彩りのよいそぼろは、お弁当にも最適です。
さやえんどうの量は、好みで増やしてもよいでしょう。**

材料（1人分）
- ごはん（胚芽精米） ……… 150g
- 鶏ひき肉 ……………………… 40g
- ａ
  - みりん ………… 小さじ1/2（3g）
  - しょうゆ ……… 小さじ5/6（5g）
  - 酒 ……………… 小さじ2/5（2g）
  - 砂糖 …………… 小さじ1/2（1.5g）
  - 水 ……………… 大さじ1 1/5（18mℓ）
- 卵 …………………………… 1個（50g）
  - 砂糖 …………… 小さじ1/3（1g）
  - サラダ油 ……… 小さじ1/2（2g）
- さやえんどう …………… 5枚（15g）

作り方

1. ａをなべに入れて煮立て、ひき肉を加える。弱火で混ぜながらそぼろ状にし、汁けがなくなるまで煮る。
2. ボールに卵を割り、砂糖を加えてときほぐす。フライパンに油を熱し、卵液を流し入れていり卵を作る。
3. さやえんどうはゆでて、冷水にとって水けをきり、せん切りにする。
4. 器にごはんを盛り、1、2、3を彩りよく盛り合わせる。

エネルギー **439 kcal**
脂質 11.4g
塩分 1.0g

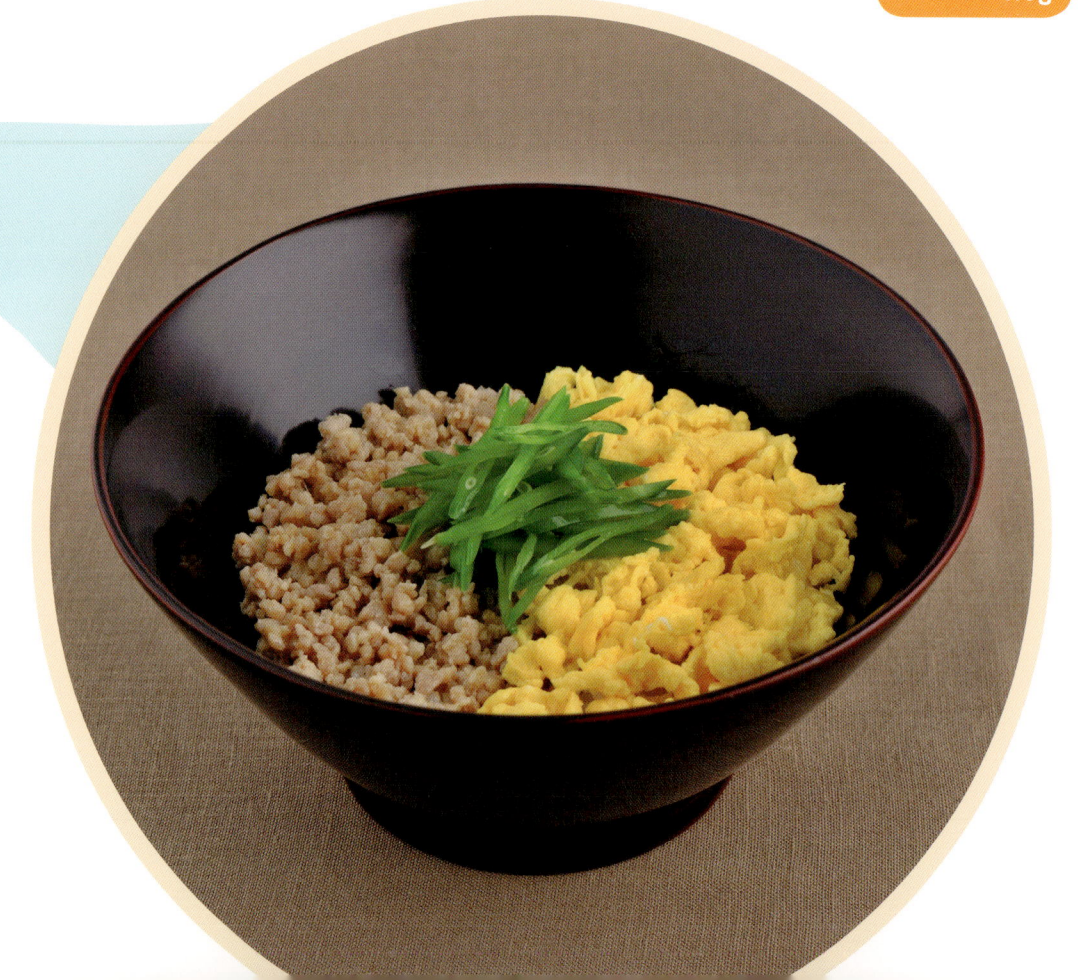

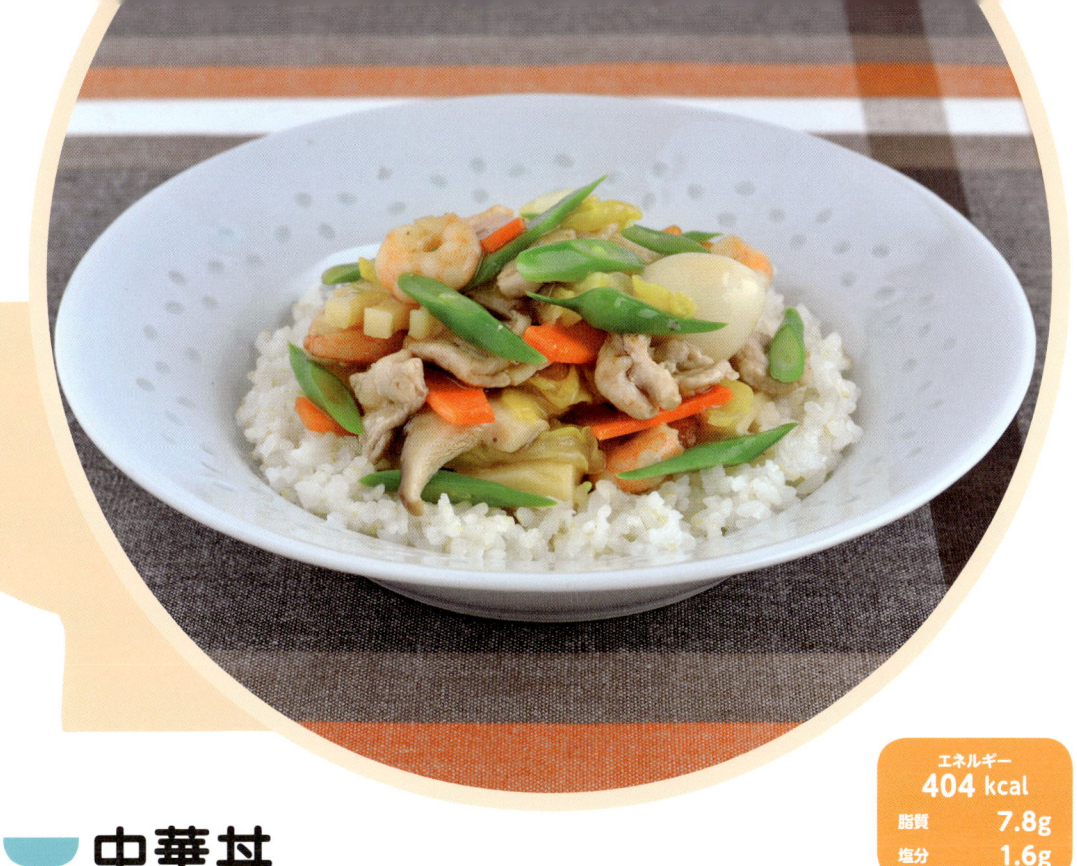

🍚 中華丼

外食だと油が気になる中華丼も、家庭で作ればヘルシー！
野菜もたっぷり食べられて、栄養バランス優秀。

エネルギー	404 kcal
脂質	7.8g
塩分	1.6g

材料（1人分）

- ごはん（胚芽精米）……………150g
- むきエビ……………………… 20g
  - 塩………………ミニスプーン1/6（0.2g）
  - 酒………………………小さじ1（5g）
- 豚もも肉……………………… 25g
- 白菜……………………1/3枚（50g）
- にんじん……………………… 10g
- 竹の子水煮缶詰め…………… 25g
- 生しいたけ………………1個（15g）
- さやいんげん……………2本（15g）
- うずらの卵の水煮………1個（9g）
- ごま油………………… 小さじ1（4g）
- 中国風だし………… 1/2カップ（100ml）
- しょうゆ………… 小さじ1 1/3（8g）
- かたくり粉………… 小さじ1（3g）
- 水…………………… 大さじ2/5（6ml）

作り方

1. エビは背わたを除き、酒と塩をふる。豚肉は一口大に切る。
2. 白菜は3cm幅に、にんじんは3cm長さの短冊切りにする。竹の子は一口大に、しいたけは軸を除き、薄切りにする。
3. さやいんげんはゆでて、2cm幅の斜め切りにする。
4. なべにごま油を熱し、**1**、**2**をいためる。中国風だし、しょうゆ、うずらの卵を加え、ひと煮立ちしたら水どきかたくり粉でとろみをつける。
5. 器にごはんを盛り、**4**をのせ、上に**3**を散らす。

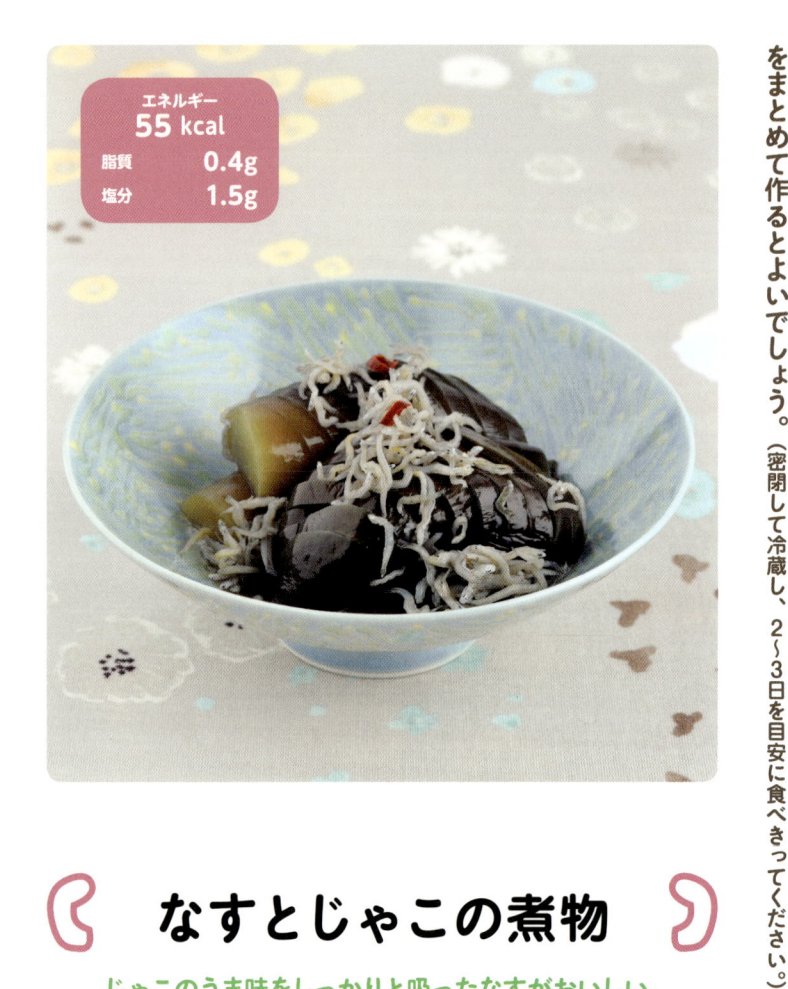

作りおきできる 小さなおかず

食事ごとに何品も作るのはたいへん。副菜を作りおきしておけば、手軽に献立を組み立てることができます。レシピは1人分で紹介していますが、4人分くらいをまとめて作るとよいでしょう。(密閉して冷蔵し、2〜3日を目安に食べきってください。)

エネルギー 55 kcal
脂質 0.4g
塩分 1.5g

なすとじゃこの煮物

じゃこのうま味をしっかりと吸ったなすがおいしい。
とうがらしのピリッとした辛味がアクセント。

材料(1人分)

- なす …………………… 1本(80g)
- ちりめんじゃこ ………… 10g
- ⓐ
  - 酒 ………………… 小さじ1(5g)
  - みりん …………… 小さじ1/2(3g)
  - しょうゆ ………… 小さじ1(6g)
  - 水 ………………… 2/5ｶｯﾌﾟ(80㎖)
- 赤とうがらし(乾) ……… 少量

作り方

1. なすはへたを除いて縦半分に切り、皮目に4〜5㎜幅に切り込みを斜めに入れ、さらに斜め半分に切る。
2. たっぷりの湯に1の皮目を下にして入れ、浮かないように落としぶたをのせ、3〜4分ゆでて、冷水にとる。
3. じゃこはなべでからいりし、香ばしくなったらざるにとり、くずれたじゃこをふり落とす。
4. なべにⓐと3を入れて煮立てる。2をくずさないよう水けを絞りながら加える。再び煮立ったら、弱火にして4〜5分煮る。
5. 最後に小口切りにしたとうがらしを散らし、火を消して2〜3分おいて味を含ませる。

わかめと切り干し大根のいり煮
ねぎの辛味がきいてナムルのような味わい。

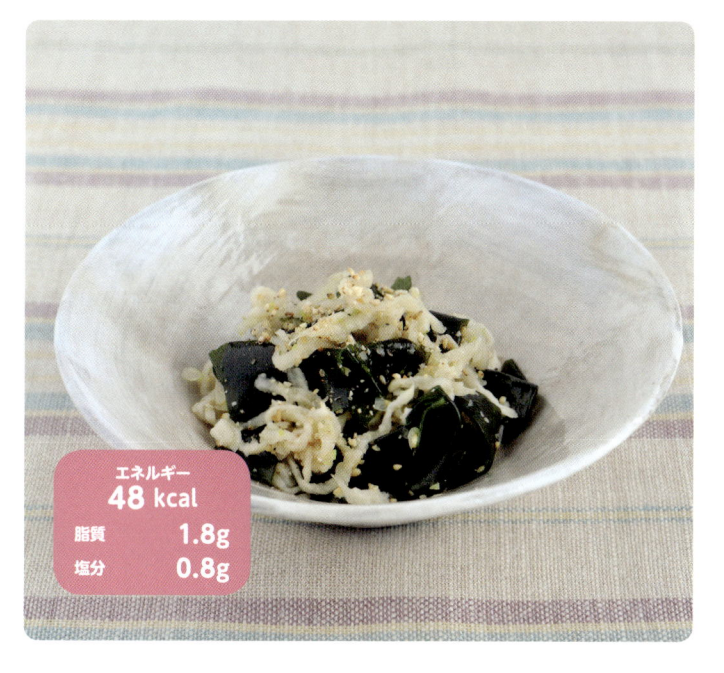

材料（1人分）
- わかめ・・・・・・・・・・・・・・・もどして15g
- 切り干し大根・・・・・・・・・・・・・・・6g
- ねぎ・・・・・・・・・・・・・・・10g
- いり白ごま・・・・・・・・・・・・・・・小さじ1(3g)
- a ┌ だし・・・・・・・・・・・・・・・大さじ4(60mℓ)
   │ みりん・・・・・・・・・・・・・・・小さじ1/3(2g)
   │ しょうゆ・・・・・・・・・・・・・・・小さじ1/3(2g)
   └ 塩・・・・・・・・・・・・・・・ミニスプーン1/4(0.3g)

作り方
1. わかめは食べやすく切り、切り干し大根はもみ洗いして、水につけてもどし、水けを絞る。
2. ねぎはみじん切りにし、ごまは刻んで香りを出す。
3. なべにaを煮立て、ねぎと切り干し大根を加えて4～5分煮る。
4. わかめも加え、煮汁がほとんどなくなるまで煮て、ごまを加えて混ぜる。

エネルギー 48 kcal
脂質 1.8g
塩分 0.8g

竹の子とふきのおかか煮
歯ごたえも楽しめる、春の定番煮物です。

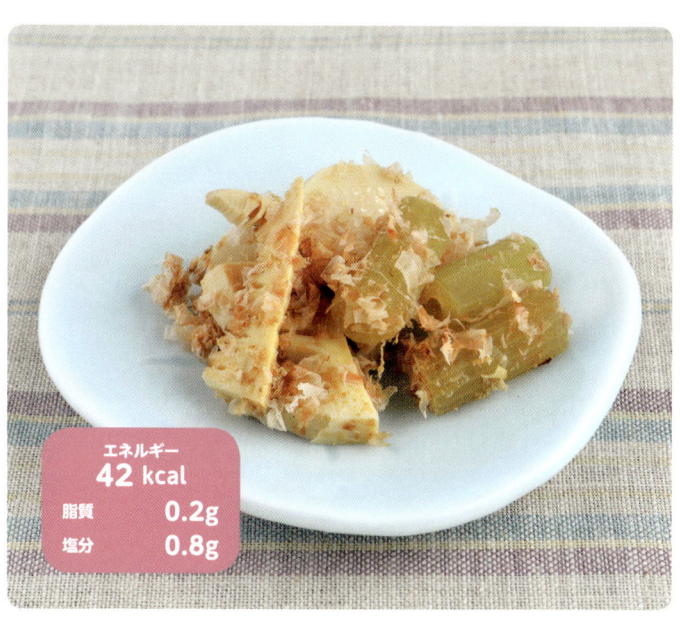

材料（1人分）
- ゆで竹の子・・・・・・・・・・・・・・・50g
- ゆでたふき・・・・・・・・・・・・・・・20g
- だし・・・・・・・・・・・・・・・1/4カップ(50mℓ)
- ┌ 砂糖・・・・・・・・・・・・・・・小さじ1(3g)
  │ 酒・・・・・・・・・・・・・・・小さじ1(5g)
  └ しょうゆ・・・・・・・・・・・・・・・小さじ1弱(5g)
- 削りガツオ・・・・・・・・・・・・・・・1g

作り方
1. 竹の子は、穂先は3cm長さの縦割りにし、根元の部分は1cm厚さの半月切りにする。
2. ふきは皮をむいて3cm長さに切る。
3. なべに1、2、だしを入れて火にかけ、煮立ったら砂糖、酒、しょうゆを加える。煮立ったら弱火にして煮汁が少なくなるまで煮る。
4. 削りガツオを加えてひと混ぜし、汁けがなくなるまで煮る。

エネルギー 42 kcal
脂質 0.2g
塩分 0.8g

ぜんまいのいり煮

ぜんまいには、不足しがちな食物繊維がたっぷり。
たくさん作って常備しておきたい一品です。

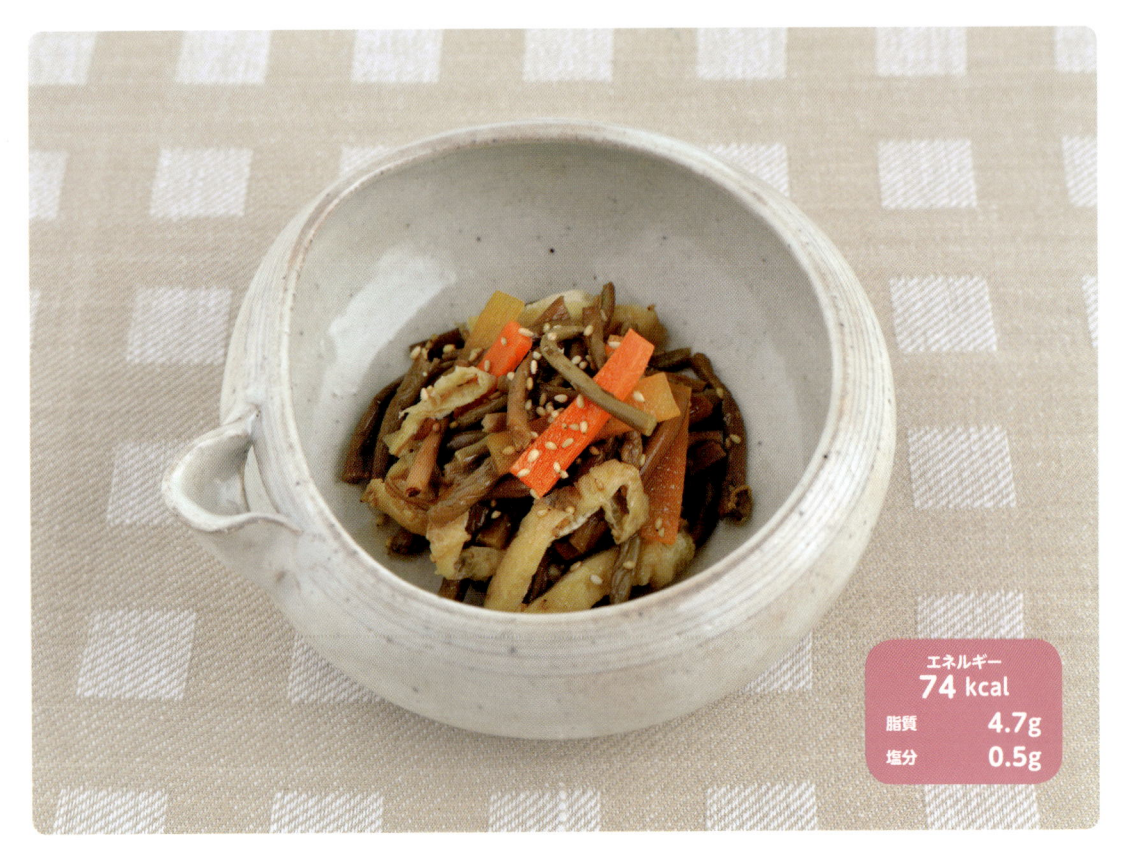

エネルギー **74 kcal**
脂質 4.7g
塩分 0.5g

材料（1人分）

- ぜんまい……………もどして30g※
- にんじん……………………… 5g
- 油揚げ………………… 1/4枚(5g)
- ┌サラダ油………… 小さじ1/2(2g)
- │ごま油…………… 小さじ1/4(1g)
- │だし………………… 1/4ｶｯﾌﾟ(50mℓ)
- │┌しょうゆ……… 小さじ1/2(3g)
- ⓐ│酒…………………… 小さじ1(5g)
- │└みりん………… 小さじ1/2(3g)
- いり白ごま…………………… 少量

作り方

1. ぜんまいは4〜5cm長さに切る。
2. にんじんは皮をむいて短冊切りに、油揚げは1〜2分ゆでて油抜きをし、短冊切りにする。
3. なべにサラダ油とごま油を熱し、1と2のにんじんを加えていためる。だしと2の油揚げを加え、煮立ったらⓐで調味する。
4. ときどきかき混ぜながら6〜7分煮て、器に盛り、ごまをふりかける。

※干しぜんまいのもどし方
ぜんまいはさっと洗い、2〜3分ゆでてふっくらとしてきたら、水にしばらくさらす。

五目豆カレー風味
カレーの香りがごはんにぴったりです。

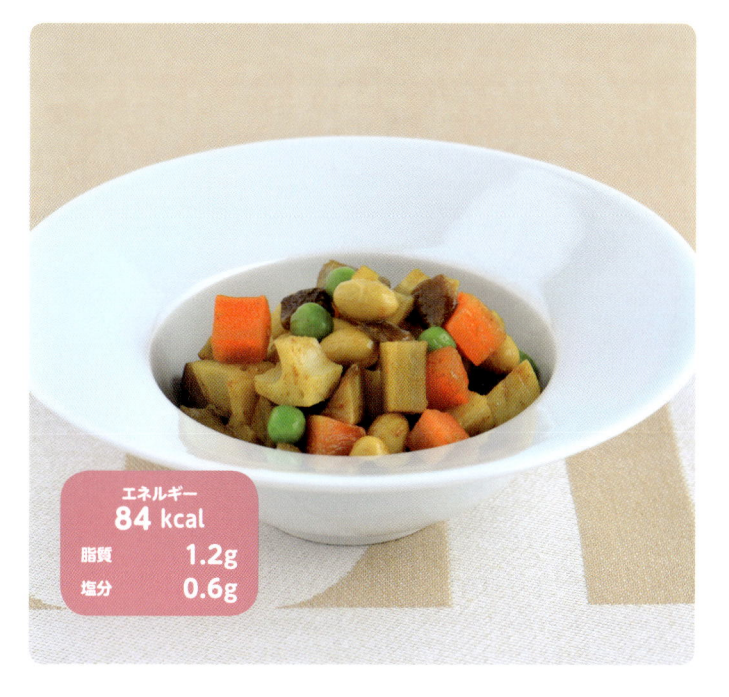

エネルギー **84 kcal**
脂質 1.2g
塩分 0.6g

材料（1人分）
- ゆで大豆 …………………… 10g
- ごぼう ……………………… 1/5本(30g)
- れんこん …………………… 1/5筋(30g)
- にんじん …………………… 10g
- 生しいたけ ………………… 小1個(10g)
- グリーンピース（冷凍）…… 5g
- だし ………………………… 2/5ｶｯﾌﾟ(80mℓ)
- ａ ┌ カレー粉 ………………… 小さじ1/2(1g)
  ├ しょうゆ ………………… 小さじ1/2(3g)
  └ みりん …………………… 小さじ1/2(3g)

作り方
1. ごぼう、れんこん、にんじんは、1cm角に、しいたけは軸を除いて1cm角に切る。
2. グリーンピースはさっとゆでる。
3. なべにだし、ゆで大豆、**1**を入れて火にかけ、煮立ったら **ａ** を加えて混ぜ合わせ、弱火で煮る。
4. 汁けが少なくなったらグリーンピースを加え、ひと煮する。

簡単コールスローサラダ
マヨネーズを使わないさっぱりコールスロー。

エネルギー **45 kcal**
脂質 3.1g
塩分 0.2g

材料（1人分）
- キャベツ …………………… 1/2枚(50g)
- にんじん …………………… 5g
- ａ ┌ オリーブ油 ……………… 小さじ3/4(3g)
  ├ 塩 ………………………… ﾐﾆｽﾌﾟｰﾝ1/2(0.2g)
  ├ 砂糖 ……………………… 小さじ1/3(1g)
  └ 酢 ………………………… 小さじ2/5(2g)

作り方
1. キャベツは太めのせん切り、にんじんは細切りにする。
2. ボールに**1**を入れ、**ａ**を加えてよく混ぜ、しんなりするまでおく。

※まとめて作り、冷蔵庫で冷やしておくと、主菜のつけ合わせなどにも便利（71ページ）。

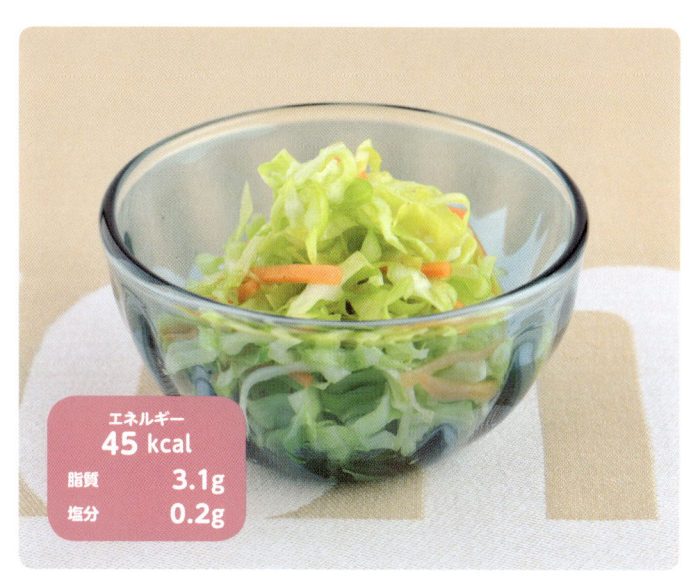

組み合わせて作るお弁当

外で働く人はどうしても昼食が外食や中食になってしまいがちですが、外食や中食は高脂肪・高エネルギーのメニューが多く、塩分も気になります。その点、手作りのお弁当なら、栄養バランスが整ううえに経済的で、一石二鳥！ この本で紹介した単品メニューや献立の中の主菜や副菜から選んだ2～3品とフルーツで、こんなにおいしくて健康的なお弁当が作れます。

混ぜずしでカラフル弁当

サケときゅうりの混ぜずしに副菜2品を組み合わせた、彩り豊かなお弁当。

エネルギー	548 kcal
脂質	14.4g
塩分	2.7g

- オレンジ 100g
- サケときゅうりの混ぜずし (67ページ)
- 竹の子とふきのおかか煮 (99ページ)
- そら豆のベーコンソテー (89ページ)

魚と野菜でボリューム弁当

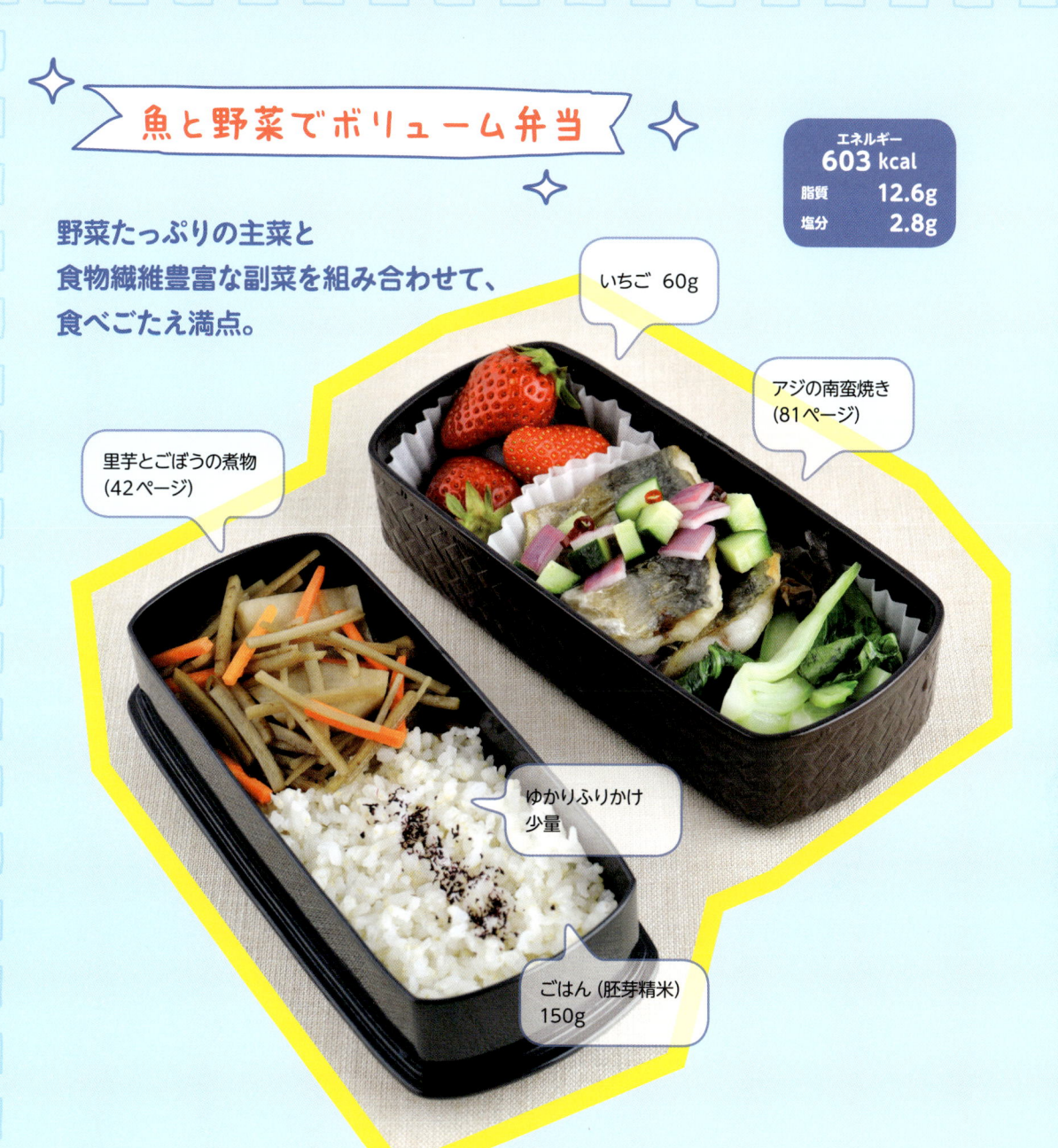

エネルギー
603 kcal
脂質 12.6g
塩分 2.8g

野菜たっぷりの主菜と
食物繊維豊富な副菜を組み合わせて、
食べごたえ満点。

いちご 60g

アジの南蛮焼き
(81ページ)

里芋とごぼうの煮物
(42ページ)

ゆかりふりかけ
少量

ごはん（胚芽精米）
150g

お弁当作りのポイント

お弁当には、汁けの少ないおかずが向いています。主菜なら、ソテーや卵焼きなどがおすすめ。いため物は、材料によっては時間がたつと水分が出るものもあるので、お弁当用のおかずカップを利用すると安心です。煮物やあえ物といった汁けのあるものをお弁当に入れる場合は、しっかり汁けをきってからおかずカップなどに入れ、味がうつるのを避けましょう。

組み合わせて作る 毎日の献立集

この本のレシピを組み合わせた献立集です。主食の選び方や、主菜と副菜の組み合わせ方のヒントにしてください。献立の立て方を知って、少しずつ理想の食事に近づきましょう！

お手軽朝食献立

主食、主菜、副菜を兼ねる料理や、たんぱく質も野菜もとれる料理、作りおき料理などを活用した、栄養バランスのよい朝食献立です。

ワンプレート これっきり朝食

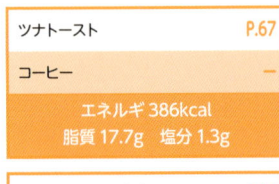

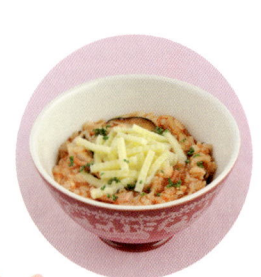

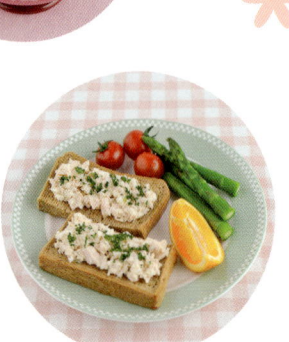

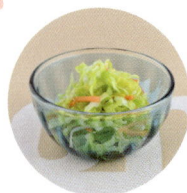

ツナトースト	P.67
コーヒー	ー
エネルギー 386kcal 脂質 17.7g 塩分 1.3g	

ミートソースのピザトースト	P.64
レモンティー（紅茶 100g、砂糖 5g、レモン汁 5g）	ー
エネルギー 389kcal 脂質 13.9g 塩分 3.0g	

野菜たっぷりお好み焼き	P.66
フルーツ入りヨーグルト（無糖ヨーグルト 100g、キウイフルーツ 30g、バナナ 40g）	ー
コーヒー	ー
エネルギー 532kcal 脂質 14.8g 塩分 2.0g	

皿数少なめ お手軽朝食

ジャムトースト	P.42
豚肉とコロコロ野菜の具だくさんスープ	P.68
グレープフルーツ、りんご各 40g	ー
コーヒー	ー
エネルギー 441kcal 脂質 3.4g 塩分 2.6g	

サケときゅうりの混ぜずし	P.67
なすとじゃこの煮物	P.98
オレンジ、りんご各 40g	ー
ほうじ茶	ー
エネルギー 466kcal 脂質 12.5g 塩分 2.3g	

野菜ジュースのリゾット	P.65
簡単コールスローサラダ	P.101
オレンジ、りんご各 40g	ー
紅茶	ー
エネルギー 419kcal 脂質 10.1g 塩分 2.2g	

主食＋1品に 作りおきおかずで しっかり朝食

ごはん（胚芽精米）150g	ー
ほうれん草の卵とじ	P.71
竹の子とふきのおかか煮	P.99
フルーツ（オレンジ、キウイフルーツ）	P.42
煎茶	ー
エネルギー 466kcal 脂質 9.9g 塩分 1.8g	

フランスパン 80g、バター 5g	ー
白菜のクリームスープ	P.69
五目豆カレー風味	P.101
いちご 50g	ー
紅茶	ー
エネルギー 490kcal 脂質 11.6g 塩分 3.6g	

ごはん（胚芽精米）150g	ー
シラスと三つ葉入り卵焼き	P.70
わかめと切り干し大根のいり煮	P.99
グレープフルーツ、りんご各 40g	ー
煎茶	ー
エネルギー 475kcal 脂質 11.1g 塩分 1.8g	

ジャムトースト	P.42
サケのマリネ風	P.71
簡単コールスローサラダ	P.101
キウイフルーツ 30g、パイナップル 40g	ー
コーヒー	ー
エネルギー 481kcal 脂質 11.8g 塩分 2.8g	

お昼に外食した日の夕食献立

お昼を食べすぎてしまったときにおすすめのヘルシー夕食献立です。低エネルギーなのはもちろん、野菜たっぷり、脂質控えめ、塩分控えめのそれぞれのポイントもおさえてあります。

ラーメンを食べた日の夕食 ▶ 塩分控えめ献立 ▶ P.60

主食	ごはん（胚芽精米）150g	—
主菜	中国風刺し身	P.57
副菜	小松菜とまいたけの煮浸し	P.87

エネルギー 454kcal　脂質 11.3g　塩分 1.3g

主食	ごはん（胚芽精米）150g	—
主菜	厚揚げの野菜あんかけ	P.63
副菜	ふろふき大根 ゆずみそかけ	P.87

エネルギー 493kcal　脂質 12.9g　塩分 1.5g

主食	ごはん（胚芽精米）150g	—
主菜	牛肉のオイスターソースいため	P.76
副菜	もやしとにらの卵とじ	P.89

エネルギー 595kcal　脂質 22.9g　塩分 1.6g

主食	ごはん（胚芽精米）150g	—
主菜	サケのカレームニエル	P.43
副菜	キャベツとコーンのサラダ	P.85

エネルギー 514kcal　脂質 12.1g　塩分 1.5g

主食	ごはん（胚芽精米）150g	—
主菜	エビのカレーヨーグルト煮	P.83
副菜	ラタトゥイユ	P.88

エネルギー 559kcal　脂質 14.5g　塩分 1.3g

豚カツ定食を食べた日の夕食 ▶ 脂質控えめ献立 ▶ P.56

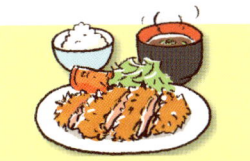

主食	ごはん（胚芽精米）150g	—
主菜	鶏肉ソテー バジルソース	P.42
副菜	青梗菜のホタテあんかけ	P.86

エネルギー 428kcal　脂質 7.2g　塩分 2.4g

主食	ごはん（胚芽精米）150g	—
主菜	タラのパン粉焼き ヨーグルトソース	P.80
副菜	白菜とさやえんどうのみそ汁	P.91

エネルギー 540kcal　脂質 12.2g　塩分 2.4g

主食	ごはん（胚芽精米）150g	—
主菜	シーフードのワイン蒸し	P.82
副菜	ラタトゥイユ	P.88

エネルギー 572kcal　脂質 12.0g　塩分 2.6g

主食	ごはん（胚芽精米）150g	—
主菜	アジのアクアパッツァ	P.59
副菜	小松菜とまいたけの煮浸し	P.87

エネルギー 468kcal　脂質 7.9g　塩分 3.0g

主食	ごはん（胚芽精米）150g	—
主菜	ブリの照り焼き	P.61
副菜	ふろふき大根 ゆずみそかけ	P.87

エネルギー 475kcal　脂質 12.0g　塩分 1.5g

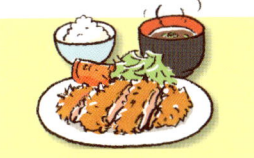

牛丼を食べた日の夕食 ▶ 野菜たっぷり献立 ▶ P.52

主食	ごはん（胚芽精米）150g	—
主菜	鶏肉のごまみそ焼き	P.75
副菜	もやしとにらの卵とじ	P.89

エネルギー 570kcal　脂質 16.8g　塩分 2.4g

主食	ごはん（胚芽精米）150g	—
主菜	鶏肉ときのこの和風マリネ	P.74
副菜	小かぶと油揚げの煮物	P.90

エネルギー 582kcal　脂質 18.9g　塩分 2.4g

主食	ごはん（胚芽精米）150g	—
主菜	豚肉のパン粉ソテー	P.77
副菜	わかめスープ	P.42

エネルギー 551kcal　脂質 15.0g　塩分 2.8g

主食	ごはん（胚芽精米）150g	—
主菜	アジの南蛮揚げ	P.81
副菜	そら豆のベーコンソテー	P.89

エネルギー 599kcal　脂質 14.4g　塩分 2.3g

主食	ごはん（胚芽精米）150g	—
主菜	カジキとパプリカのいため物	P.55
副菜	キャベツとコーンのサラダ	P.85

エネルギー 478kcal　脂質 11.4g　塩分 2.1g

脂肪肝改善献立

バランスのよい3食の献立例を3週間分紹介します。実践して、エネルギーや脂質、塩分の適切な摂取量を体で覚えましょう。

1週目

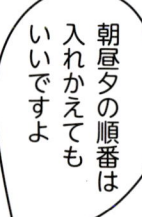

朝

曜日	区分	献立	ページ
日	主食	ごはん（胚芽精米）150g	―
日	主菜	オープンオムレツ	P.42
日	汁物	白菜とさやえんどうのみそ汁	P.91
日	フルーツ	バナナ 1/2本（50g）	―
日	そのほか	無糖ヨーグルト 100g	―
日	合計	533 kcal　脂質 12.9 g　塩分 1.9 g	
月	主食	ジャムトースト	P.42
月	副菜	そら豆のベーコンソテー	P.89
月	副菜	ブロッコリーのヨーグルトソース	P.42
月	飲み物	コーヒーミルク	P.42
月	合計	518 kcal　脂質 11.8 g　塩分 2.0 g	
火	主食	ごはん（胚芽精米）150g	―
火	主菜	温やっこ きのこあんかけ	P.43
火	副菜	小かぶと油揚げの煮物	P.90
火	フルーツ	グレープフルーツ 100g	―
火	そのほか	無糖ヨーグルト 100g	―
火	合計	518 kcal　脂質 10.8 g　塩分 1.7 g	

昼

曜日	区分	献立	ページ
日	主食&主菜	アサリのショートパスタ	P.94
日	副菜	カリフラワーのスープ煮	P.91
日	フルーツ	りんご 75g	―
日	合計	475 kcal　脂質 7.6 g　塩分 2.8 g	
月	主食&主菜	きのこ入り親子丼	P.92
月	副菜	春菊ののりあえ	P.43
月	フルーツ	りんご、いちご	P.43
月	合計	469 kcal　脂質 8.3 g　塩分 2.1 g	
火	主食&主菜	簡単ビビンバ	P.93
火	副菜	トマトのレモンサラダ	P.61
火	フルーツ	りんご 75g	―
火	合計	532 kcal　脂質 13.9 g　塩分 1.0 g	

夕

曜日	区分	献立	ページ
日	主食	ごはん（胚芽精米）150g	―
日	主菜	牛肉のオイスターソースいため	P.76
日	副菜	里芋とごぼうの煮物	P.42
日	副菜	ほうれん草とえのきのお浸し	P.53
日	合計	605 kcal　脂質 17.6 g　塩分 2.5 g	
月	主食	ごはん（胚芽精米）150g	―
月	主菜	アジの南蛮揚げ	P.81
月	副菜	大根とわかめのサラダ	P.85
月	副菜	れんこんとしめじのきんぴら	P.57
月	フルーツ	オレンジ 100g	―
月	合計	639 kcal　脂質 13.9 g　塩分 3.3 g	
火	主食	ごはん（胚芽精米）150g	―
火	主菜	タラのパン粉焼き ヨーグルトソース	P.80
火	副菜	わかめスープ	P.42
火	副菜	ぜんまいのいり煮	P.100
火	合計	582 kcal　脂質 16.3 g　塩分 3.0 g	

一日合計
- 日：エネルギー 1613kcal　脂質 38.1g　塩分 7.2g
- 月：エネルギー 1626kcal　脂質 34.0g　塩分 7.4g
- 火：エネルギー 1632kcal　脂質 41.0g　塩分 5.7g

2週目

朝

曜日	区分	献立	ページ
日	主食	ロールパン 70g、ブルーベリージャム 15g	―
日	主菜	オープンオムレツ	P.42
日	副菜	キャベツとコーンのサラダ	P.85
日	フルーツ	オレンジ、キウイフルーツ	P.42
日	飲み物	紅茶	―
日	合計	479 kcal　脂質 17.3 g　塩分 2.1 g	
月	主食&主菜	ツナトースト	P.67
月	副菜	キャベツとコーンのサラダ	P.85
月	そのほか	無糖ヨーグルト 100g	―
月	飲み物	紅茶	―
月	合計	511 kcal　脂質 23.4 g　塩分 2.0 g	
火	主食	ごはん（胚芽精米）150g	―
火	主菜	厚揚げの野菜あんかけ	P.63
火	汁物	白菜とさやえんどうのみそ汁	P.91
火	フルーツ	バナナ 1本（100g）	―
火	そのほか	無糖ヨーグルト 100g	―
火	合計	639 kcal　脂質 16.4 g　塩分 1.9 g	

昼

曜日	区分	献立	ページ
日	主食&主菜	簡単ビビンバ	P.93
日	副菜	ブロッコリーのヨーグルトソース	P.42
日	汁物	わかめスープ	P.42
日	フルーツ	りんご 75g	―
日	合計	572 kcal　脂質 14.0 g　塩分 2.2 g	
月	主食	ごはん（胚芽精米）150g	―
月	主菜	カジキとパプリカのいため物	P.55
月	副菜	小松菜とまいたけの煮浸し	P.87
月	副菜	里芋とごぼうの煮物	P.42
月	合計	521 kcal　脂質 9.4 g　塩分 3.1 g	
火	主食	ごはん（胚芽精米）150g	―
火	主菜	鶏肉ソテー バジルソース	P.42
火	副菜	ブロッコリーのヨーグルトソース	P.42
火	副菜	わかめと切り干し大根のいり煮	P.99
火	合計	499 kcal　脂質 10.6 g　塩分 2.2 g	

夕

曜日	区分	献立	ページ
日	主食	ごはん（胚芽精米）150g	―
日	主菜	中国風刺し身	P.57
日	副菜	青梗菜のホタテあんかけ	P.86
日	副菜	五目豆カレー風味	P.101
日	合計	544 kcal　脂質 12.4 g　塩分 2.6 g	
月	主食&主菜	三色ごはん	P.96
月	主菜	長芋の梅肉あえ	P.53
月	フルーツ	グレープフルーツ 100g	―
月	合計	539 kcal　脂質 11.7 g　塩分 2.1 g	
火	主食&主菜	サケときゅうりの混ぜずし	P.67
火	副菜	竹の子とふきのおかか煮	P.99
火	副菜	ふろふき大根 ゆずみそかけ	P.87
火	フルーツ	りんご、いちご	P.43
火	合計	499 kcal　脂質 12.8 g　塩分 3.0 g	

一日合計
- 日：エネルギー 1595kcal　脂質 43.7g　塩分 6.9g
- 月：エネルギー 1571kcal　脂質 44.5g　塩分 7.2g
- 火：エネルギー 1637kcal　脂質 39.8g　塩分 7.1g

> 朝昼夕の順番は入れかえてもいいですよ

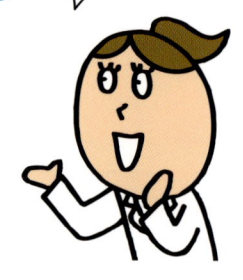

土

主食	ごはん（胚芽精米）150g	—
主菜	ほうれん草の卵とじ	P.71
副菜	れんこんとしめじのきんぴら	P.57
フルーツ	りんご、いちご	P.43
合計 493 kcal 脂質 11.0 g 塩分 1.5 g		
主食&主菜	野菜たっぷりお好み焼き	P.66
副菜	五目豆カレー風味	P.101
フルーツ	オレンジ 100g	—
そのほか	無糖ヨーグルト 100g	—
合計 597 kcal 脂質 16.0 g 塩分 2.6 g		
主食&主菜	ピリ辛冷やし中華	P.95
副菜	オクラのおかかあえ	P.57
合計 467 kcal 脂質 9.0 g 塩分 3.6 g		
一日合計 エネルギー 1557kcal 脂質 36.0g 塩分 7.7g		

金

主食	ロールパン 70g、ブルーベリージャム 15g	—
主菜&汁物	豚肉とコロコロ野菜の具だくさんスープ	P.68
フルーツ	グレープフルーツ 100g	—
飲み物	紅茶	—
合計 427 kcal 脂質 7.8 g 塩分 1.5 g		
主食	ごはん（胚芽精米）150g	—
主菜	シラスと三つ葉入り卵焼き	P.70
副菜	ぜんまいのいり煮	P.100
フルーツ	りんご 75g	—
合計 502 kcal 脂質 14.1 g 塩分 1.6 g		
主食	ごはん（胚芽精米）150g	—
主菜	シーフードのワイン蒸し	P.82
副菜	そら豆のベーコンソテー	P.89
副菜	ふろふき大根ゆずみそかけ	P.87
合計 646 kcal 脂質 12.0 g 塩分 3.0 g		
一日合計 エネルギー 1575kcal 脂質 33.9g 塩分 6.1g		

木

主食	ごはん（胚芽精米）150g	—
主菜&汁物	里芋入り納豆汁	P.69
副菜	ほうれん草とえのきのお浸し	P.53
フルーツ	オレンジ、キウイフルーツ	P.42
そのほか	無糖ヨーグルト 100g	—
合計 442 kcal 脂質 6.6 g 塩分 2.0 g		
主食	ごはん（胚芽精米）150g	—
主菜	カジキとパプリカのいため物	P.55
副菜	キャベツとコーンのサラダ	P.85
副菜	竹の子とふきのおかか煮	P.99
合計 520 kcal 脂質 11.6 g 塩分 3.0 g		
主食	ごはん（胚芽精米）150g	—
主菜	豚肉のパン粉ソテー	P.77
副菜	五目豆カレー風味	P.101
副菜	春菊ののりあえ	P.43
フルーツ	りんご、いちご	P.43
合計 658 kcal 脂質 15.4 g 塩分 2.5 g		
一日合計 エネルギー 1620kcal 脂質 33.6g 塩分 7.5g		

水

主食&主菜	ミートソースのピザトースト	P.64
フルーツ	バナナ 1本（100g）	—
飲み物	低脂肪牛乳 200g	—
合計 544 kcal 脂質 16.1 g 塩分 3.4 g		
主食	ごはん（胚芽精米）150g	—
主菜	サケのカレームニエル	P.43
副菜	小松菜とまいたけの煮浸し	P.87
合計 481 kcal 脂質 9.9 g 塩分 1.5 g		
主食	ごはん（胚芽精米）150g	—
主菜	ゴーヤーチャンプルー	P.53
副菜	里芋とごぼうの煮物	P.42
副菜	わかめと切り干し大根のいり煮	P.99
合計 581 kcal 脂質 15.4 g 塩分 3.0 g		
一日合計 エネルギー 1606kcal 脂質 41.4g 塩分 7.9g		

土

主食	ごはん（胚芽精米）150g	—
主菜	シラスと三つ葉入り卵焼き	P.70
副菜	小かぶと油揚げの煮物	P.90
副菜	長芋の梅肉あえ	P.53
フルーツ	りんご、いちご	P.43
合計 540 kcal 脂質 13.0 g 塩分 2.3 g		
主食&主菜	ミートソースのピザトースト	P.64
副菜	ブロッコリーのヨーグルトソース	P.42
フルーツ	グレープフルーツ 100g	—
飲み物	低脂肪牛乳 200g	—
合計 560 kcal 脂質 18.0 g 塩分 3.6 g		
主食	ごはん（胚芽精米）150g	—
主菜	ブリの照り焼き	P.61
副菜	ふろふき大根ゆずみそかけ	P.87
副菜	そら豆のベーコンソテー	P.89
合計 569 kcal 脂質 14.2 g 塩分 1.9 g		
一日合計 エネルギー 1669kcal 脂質 45.2g 塩分 7.8g		

金

主食	ごはん（胚芽精米）150g	—
主菜	サケのマリネ風	P.71
副菜	簡単コールスローサラダ	P.101
副菜	竹の子とふきのおかか煮	P.99
そのほか	無糖ヨーグルト 100g	—
合計 534 kcal 脂質 13.9 g 塩分 2.6 g		
主食&主菜	きのこ入り親子丼	P.92
副菜	オクラのおかかあえ	P.57
フルーツ	りんご、いちご	P.43
合計 476 kcal 脂質 8.2 g 塩分 2.1 g		
主食	ごはん（胚芽精米）150g	—
主菜	エビのカレーヨーグルト煮	P.83
副菜	小松菜とまいたけの煮浸し	P.87
汁物	わかめスープ	P.42
フルーツ	オレンジ 100g	—
合計 579 kcal 脂質 13.0 g 塩分 2.6 g		
一日合計 エネルギー 1589kcal 脂質 35.1g 塩分 7.3g		

木

主食&主菜	野菜ジュースのリゾット	P.65
副菜	カリフラワーのスープ煮	P.91
フルーツ	りんご 75g	—
そのほか	無糖ヨーグルト 100g	—
合計 475 kcal 脂質 10.3 g 塩分 3.3 g		
主食&主菜	ジャムトースト	P.42
主菜	アジのアクアパッツァ	P.59
副菜	豆苗のにんにくいため	P.61
飲み物	コーヒーミルク	P.42
合計 567 kcal 脂質 15.5 g 塩分 3.2 g		
主食	ごはん（胚芽精米）150g	—
主菜	鶏ときのこの和風マリネ	P.74
副菜	トマトのレモンサラダ	P.61
フルーツ	オレンジ、キウイフルーツ	P.42
合計 568 kcal 脂質 17.6 g 塩分 2.1 g		
一日合計 エネルギー 1610kcal 脂質 43.4g 塩分 8.6g		

水

主食	ごはん（胚芽精米）150g	—
主菜	ほうれん草の卵とじ	P.71
汁物	里芋入り納豆汁	P.69
フルーツ	オレンジ、キウイフルーツ	P.42
そのほか	無糖ヨーグルト 100g	—
合計 568 kcal 脂質 15.1 g 塩分 2.5 g		
主食&主菜	アサリのショートパスタ	P.94
副菜	トマトのレモンサラダ	P.61
フルーツ	グレープフルーツ 100g	—
合計 469 kcal 脂質 9.4 g 塩分 1.9 g		
主食	ごはん（胚芽精米）150g	—
主菜	鶏肉のごまみそ焼き	P.75
副菜	小かぶと油揚げの煮物	P.90
副菜	大根とわかめのサラダ	P.85
合計 593 kcal 脂質 14.8 g 塩分 3.2 g		
一日合計 エネルギー 1630kcal 脂質 39.3g 塩分 7.6g		

脂肪肝改善献立

継続して、少しずつ減量しよう!

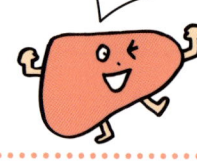

3週目

	日		月		火	
朝	主食 ごはん (胚芽精米) 150g	—	主食&主菜 野菜たっぷりお好み焼き	P.66	主食 ごはん (胚芽精米) 150g	—
	主菜 シラスと三つ葉入り卵焼き	P.70	汁物 白菜とさやえんどうのみそ汁	P.91	主菜 シラスと三つ葉入り卵焼き	P.70
	副菜 青梗菜のホタテあんかけ	P.86	フルーツ バナナ1/2本 (50g)	—	副菜 オクラのおかかあえ	P.57
	フルーツ りんご 75g	—	そのほか 無糖ヨーグルト 100g	—	フルーツ りんご、いちご	P.43
	そのほか 無糖ヨーグルト 100g	—			そのほか 無糖ヨーグルト 100g	—
	合計 531 kcal 脂質 12.7 g 塩分 2.4 g		合計 560 kcal 脂質 15.5 g 塩分 3.1 g		合計 507 kcal 脂質 12.5 g 塩分 1.6 g	
昼	主食&主菜 アサリのショートパスタ	P.94	主食&主菜 中華丼	P.97	主食&主菜 簡単ビビンバ	P.93
	副菜 大根とわかめのサラダ	P.85	副菜 ほうれん草とえのきのお浸し	P.53	副菜 そら豆のベーコンソテー	P.89
	フルーツ オレンジ 100g	—	フルーツ オレンジ、キウイフルーツ	P.42	フルーツ グレープフルーツ 100g	—
	合計 467 kcal 脂質 7.6 g 塩分 2.6 g		合計 447 kcal 脂質 8.2 g 塩分 2.1 g		合計 588 kcal 脂質 13.9 g 塩分 1.2 g	
夕	主食 ごはん (胚芽精米) 150g	—	主食 ごはん (胚芽精米) 150g	—	主食 ごはん (胚芽精米) 150g	—
	主菜 ゴーヤーチャンプルー	P.53	主菜 タラのパン粉焼き ヨーグルトソース	P.80	主菜 アジの南蛮揚げ	P.81
	副菜 そら豆のベーコンソテー	P.89	副菜 れんこんとしめじのきんぴら	P.57	副菜 ほうれん草とえのきのお浸し	P.53
	汁物 わかめスープ	P.42	副菜 大根とわかめのサラダ	P.85	副菜 長芋の梅肉あえ	P.53
	フルーツ りんご、いちご	P.43				
	合計 597 kcal 脂質 15.8 g 塩分 3.0 g		合計 591 kcal 脂質 12.9 g 塩分 2.7 g		合計 565 kcal 脂質 12.7 g 塩分 3.0 g	
	一日合計 エネルギー 1595kcal 脂質 36.1g 塩分 8.0g		一日合計 エネルギー 1598kcal 脂質 36.6g 塩分 7.9g		一日合計 エネルギー 1660kcal 脂質 39.1g 塩分 5.8g	

NASH (ナッシュ) 改善献立

鉄の摂取量を6mg前後におさえた1週間分の献立例です。鉄を減らすことにこだわりすぎず、全体のバランスをたいせつに。

	日		月		火	
朝	主食 ロールパン 70g ブルーベリージャム 15g	—	主食&主菜 ツナトースト	P.67	主食 ごはん (胚芽精米) 150g	—
	主菜&汁物 白菜のクリームスープ	P.69	副菜 簡単コールスローサラダ	P.101	主菜 温やっこ きのこあんかけ	P.43
	フルーツ オレンジ、キウイフルーツ	P.42	飲み物 コーヒーミルク	P.42	副菜 オクラのおかかあえ	P.57
	飲み物 紅茶	—			そのほか 無糖ヨーグルト 100g	—
	合計 403kcal 脂質 11.7g 塩分 1.7g 鉄 1.5mg		合計 526kcal 脂質 26.5g 塩分 1.7g 鉄 1.8mg		合計 426kcal 脂質 7.3g 塩分 1.6g 鉄 2.0mg	
昼	主食 ごはん (胚芽精米) 150g	—	主食 ごはん (胚芽精米) 150g	—	主食 フランスパン 90g、はちみつ 10g	—
	主菜 エビのカレーヨーグルト煮	P.83	主菜 サケのカレームニエル	P.43	主菜 豚肉のパン粉ソテー	P.77
	副菜 豆苗のにんにくいため	P.61	副菜 なすとじゃこの煮物	P.98	副菜 カリフラワーのスープ煮	P.91
	副菜 ラタトゥイユ	P.88	フルーツ りんご 75g	—	飲み物 コーヒーミルク	P.42
	合計 592 kcal 脂質 15.8 g 塩分 1.7g 鉄 2.7mg		合計 541 kcal 脂質 9.9g 塩分 2.5g 鉄 1.7mg		合計 692kcal 脂質 20.2g 塩分 2.9g 鉄 2.8mg	
夕	主食 ごはん (胚芽精米) 150g	—	主食 ごはん (胚芽精米) 150g	—	主食 ごはん (胚芽精米) 150g	—
	主菜 鶏肉ときのこの和風マリネ	P.74	主菜 鶏肉ソテー バジルソース	P.42	主菜 中国風刺し身	P.57
	副菜 竹の子とふきのおかか煮	P.99	副菜 里芋とごぼうの煮物	P.42	副菜 れんこんとしめじのきんぴら	P.57
	フルーツ りんご、いちご	P.43	副菜 大根とわかめのサラダ	P.85	フルーツ グレープフルーツ 100g	—
			フルーツ オレンジ 100g	—		
	合計 587 kcal 脂質 15.7 g 塩分 2.6 g 鉄 1.7mg		合計 533 kcal 脂質 7.4g 塩分 3.2g 鉄 2.5mg		合計 519 kcal 脂質 12.2g 塩分 1.3g 鉄 1.1mg	
	一日合計 エネルギー 1582kcal 脂質 43.2g 塩分 6.0g 鉄 5.9mg		一日合計 エネルギー 1600kcal 脂質 43.8g 塩分 7.4g 鉄 6.0mg		一日合計 エネルギー 1637kcal 脂質 39.7g 塩分 5.8g 鉄 5.9mg	

上段テーブル

土			金			木			水		
主食	ごはん（胚芽精米）150g	―	主食	ジャムトースト	P.42	主食	ごはん（胚芽精米）150g	―	主食&主菜	ミートソースのピザトースト	P.64
主菜	ほうれん草の卵とじ	P.71	主菜&汁物	白菜のクリームスープ	P.69	主菜	温やっこ きのこあんかけ	P.43	副菜	ブロッコリーのヨーグルトソース	P.42
副菜	小かぶと油揚げの煮物	P.90	フルーツ	グレープフルーツ 100g	―	副菜	小かぶと油揚げの煮物	P.90	フルーツ	りんご 75g	―
副菜	長芋の梅肉あえ	P.53	飲み物	コーヒーミルク	P.42	フルーツ	りんご、いちご	P.43	飲み物	低脂肪牛乳 200g	―
フルーツ	バナナ 1/2本（50g）	―				そのほか	無糖ヨーグルト 100g	―			
そのほか	無糖ヨーグルト 100g	―	合計 526 kcal 脂質 13.1 g 塩分 3.0 g			合計 517 kcal 脂質 10.8 g 塩分 1.7 g			合計 563 kcal 脂質 18.0 g 塩分 3.6 g		
合計 615 kcal 脂質 16.4 g 塩分 2.3 g			主食	ごはん（胚芽精米）150g	―	主食&主菜	三色ごはん	P.96	主食	ごはん（胚芽精米）150g	―
主食&主菜	ピリ辛冷やし中華	P.95	主菜	アジのアクアパッツァ	P.59	副菜	小松菜とまいたけの煮浸し	P.87	主菜	カジキとパプリカのいため物	P.55
副菜	オクラのおかかあえ	P.57	副菜	ぜんまいのいり煮	P.100	副菜	里芋とごぼうの煮物	P.42	副菜	春菊ののりあえ	P.43
			フルーツ	りんご 75g	―	フルーツ	オレンジ 100g	―	副菜	五目豆カレー風味	P.101
合計 467 kcal 脂質 9.0 g 塩分 3.6 g			合計 539 kcal 脂質 12.2 g 塩分 2.1 g			合計 590 kcal 脂質 12.2 g 塩分 2.5 g			合計 507 kcal 脂質 10.1 g 塩分 2.6 g		
主食	ごはん（胚芽精米）150g	―	主食	ごはん（胚芽精米）150g	―	主食	ごはん（胚芽精米）150g	―	主食	ごはん（胚芽精米）150g	―
主菜	タラのパン粉焼きヨーグルトソース	P.80	主菜	牛肉のオイスターソースいため	P.76	主菜	中国風刺し身	P.57	主菜	厚揚げの野菜あんかけ	P.63
副菜	五目豆カレー風味	P.101	副菜	大根とわかめのサラダ	P.85	副菜	わかめと切り干し大根のいり煮	P.99	副菜	ぜんまいのいり煮	P.100
フルーツ	オレンジ、キウイフルーツ	P.42	汁物	白菜とさやえんどうのみそ汁	P.91	副菜	豆苗のにんにくいため	P.61	フルーツ	オレンジ 100g	―
合計 608 kcal 脂質 12.7 g 塩分 1.8 g			合計 586 kcal 脂質 18.1 g 塩分 3.1 g			合計 500 kcal 脂質 14.0 g 塩分 1.9 g			合計 561 kcal 脂質 17.3 g 塩分 1.2 g		
一日合計 エネルギー 1690kcal 脂質 38.1g 塩分 7.7g			一日合計 エネルギー 1651kcal 脂質 43.4g 塩分 8.2g			一日合計 エネルギー 1607kcal 脂質 37.0g 塩分 6.1g			一日合計 エネルギー 1631kcal 脂質 45.4g 塩分 7.4g		

下段テーブル

土			金			木			水		
主食	ごはん（胚芽精米）150g	―	主食	ごはん（胚芽精米）150g	―	主食&主菜	野菜ジュースのリゾット	P.65	主食	ごはん（胚芽精米）150g	―
主菜	オープンオムレツ	P.42	主菜	サケのマリネ風	P.71	副菜	キャベツとコーンのサラダ	P.85	主菜	シラスと三つ葉入り卵焼き	P.70
副菜	オクラのおかかあえ	P.57	副菜	簡単コールスローサラダ	P.101	フルーツ	グレープフルーツ 100g	―	副菜	ぜんまいのいり煮	P.100
そのほか	無糖ヨーグルト 100g	―	副菜	里芋とごぼうの煮物	P.42	飲み物	コーヒーミルク	―	フルーツ	バナナ 1/2本（50g）	―
			そのほか	無糖ヨーグルト 100g	―				そのほか	無糖ヨーグルト 100g	―
合計 468kcal 脂質 12.2g 塩分 1.2g 鉄 1.8mg			合計 568kcal 脂質 13.9g 塩分 2.8g 鉄 1.4mg			合計 545kcal 脂質 15.4g 塩分 2.8g 鉄 1.5mg			合計 566kcal 脂質 17.1g 塩分 1.7g 鉄 2.1mg		
主食&主菜	中華丼	P.97	主食&主菜	ツナトースト	P.67	主食	ごはん（胚芽精米）150g	―	主食	ごはん（胚芽精米）150g	―
汁物	わかめスープ	P.42	飲み物	ミルクティー（紅茶 50g、低脂肪牛乳 50g）	―	主菜	鶏肉ソテー バジルソース	P.42	主菜	カジキとパプリカのいため物	P.55
フルーツ	グレープフルーツ 100g	―				副菜	もやしとにらの卵とじ	P.89	副菜	トマトのレモンサラダ	P.61
						フルーツ	りんご 75g	―	副菜	ぜんまいのいり煮	P.100
合計 452kcal 脂質 8.1g 塩分 2.9g 鉄 1.7mg			合計 403kcal 脂質 18.2g 塩分 1.7g 鉄 1.7mg			合計 511kcal 脂質 12.7g 塩分 1.8g 鉄 2.0mg			合計 517kcal 脂質 15.5g 塩分 2.4g 鉄 1.6mg		
主食	ごはん（胚芽精米）150g	―	主食	ごはん（胚芽精米）150g	―	主食	ごはん（胚芽精米）150g	―	主食&主菜	ピリ辛冷やし中華	P.95
主菜	シーフードのワイン蒸し	P.82	主菜	鶏肉のごまみそ焼き	P.75	主菜	タラのパン粉焼きヨーグルトソース	P.80	副菜	豆苗のにんにくいため	P.61
副菜	れんこんとしめじのきんぴら	P.57	副菜	ふろふき大根 ゆずみそかけ	P.87	副菜	長芋の梅肉あえ	P.53	フルーツ	りんご、いちご	P.43
副菜	ぜんまいのいり煮	P.100	フルーツ	バナナ 1本（100g）	―	汁物	白菜とさやえんどうのみそ汁	P.91			
フルーツ	りんご 75g	―									
合計 684kcal 脂質 15.4g 塩分 2.7g 鉄 2.5mg			合計 619kcal 脂質 11.7g 塩分 2.5g 鉄 2.9mg			合計 582kcal 脂質 12.2g 塩分 3.0g 鉄 2.3mg			合計 516kcal 脂質 10.3g 塩分 3.5g 鉄 2.3mg		
一日合計 エネルギー 1604kcal 脂質 35.7g 塩分 6.8g 鉄 6.0mg			一日合計 エネルギー 1590kcal 脂質 43.8g 塩分 7.0g 鉄 6.0mg			一日合計 エネルギー 1638kcal 脂質 40.3g 塩分 7.6g 鉄 5.8mg			一日合計 エネルギー 1599kcal 脂質 42.9g 塩分 7.6g 鉄 6.0mg		

栄養成分値一覧

『日本食品標準成分表2010』(文部科学省)に基づいて算出しています。同書に記載のない食品は、それに近い食品(代用品)の数値で算出しました。市販品は、メーカーから公表された成分値のみ合計しています。1人分(1回分)あたりの成分値です。数値の合計の多少の相違は計算上の端数処理によるものです。

		掲載(ページ)	エネルギー(kcal)	たんぱく質(g)	脂質(g)	炭水化物(g)	カリウム(mg)	カルシウム(mg)	鉄(mg)	亜鉛(mg)	ビタミンA(レチノール当量)(μg)	ビタミンB₁(mg)	ビタミンB₂(mg)	ビタミンC(mg)	n-3系多価不飽和脂肪酸(g)	コレステロール(mg)	食物繊維(g)	食塩相当量(g)
	朝食																	
バランスのよい一日の献立	オープンオムレツ	42	134	6.8	8.2	7.3	231	28	1.1	0.7	81	0.06	0.23	19	0.29	210	0.7	0.7
	ブロッコリーのヨーグルトソース	42	64	4.1	2.0	8.7	213	93	0.5	0.4	51	0.06	0.12	28	0.01	7	2.1	0.2
	ジャムトースト	42	258	7.7	2.0	52.2	179	15	1.3	1.2	0	0.14	0.05	1	0.04	0	5.1	1.1
	コーヒーミルク	42	103	5.1	5.7	7.6	258	166	0	0.6	57	0.06	0.23	2	0.03	18	0	0.2
	朝食合計		559	23.7	17.9	75.8	881	302	2.9	2.9	189	0.32	0.63	50	0.37	235	7.9	2.2
	昼食																	
	鶏肉ソテー バジルソース	42	136	15.6	5.9	3.7	339	19	0.8	1.7	31	0.09	0.20	13	0.04	74	0.4	1.2
	里芋とごぼうの煮物	42	76	2.2	0.2	15.9	488	25	0.6	0.5	68	0.07	0.04	4	0	0	3.1	1.0
	わかめスープ	42	10	1.2	0.1	2.3	127	19	0.2	0.1	20	0.04	0.05	4	0	0	1.4	1.3
	ごはん(胚芽精米)	42	251	4.1	0.9	54.6	77	8	0.3	1.1	0	0.12	0.02	0	0.02	0	1.2	0
	フルーツ	42	26	0.6	0.1	6.6	114	15	0.2	0.1	5	0.04	0.02	30	0.01	0	0.8	0
	昼食合計		499	23.7	7.3	83.1	1145	86	2.1	3.5	124	0.36	0.33	51	0.07	74	6.9	3.5
	夕食																	
	サケのカレームニエル	43	194	19.4	8.5	9.3	518	36	1.0	0.6	64	0.18	0.23	19	0.87	47	2.0	1.0
	温やっこ きのこあんかけ	43	92	7.5	3.3	9.9	447	52	1.3	0.9	9	0.23	0.23	3	0.19	0	2.5	1.1
	春菊ののりあえ	43	14	1.6	0.2	2.3	253	62	0.9	0.1	197	0.06	0.09	10	0.04	0	1.7	0.4
	ごはん(胚芽精米)	43	251	4.1	0.9	54.6	77	8	0.3	1.1	0	0.12	0.02	0	0.02	0	1.2	0
	フルーツ	43	37	0.4	0.1	9.9	106	7	0.1	0.1	1	0.02	0.01	21	0.01	0	1.2	0
	夕食合計		588	33.0	13.0	86.0	1401	165	3.6	2.8	271	0.61	0.58	53	1.13	47	8.6	2.5
	一日合計		1646	80.4	38.2	244.9	3427	553	8.6	9.2	584	1.29	1.54	154	1.57	356	23.4	8.2
	昼食に「牛丼」を食べたら ヘルシー夕食献立①																	
昼食が外食だったときの夕食献立	ゴーヤーチャンプルー	53	206	15.1	12.5	5.7	396	159	2.3	1.5	131	0.15	0.31	40	0.50	213	2.2	1.2
	ほうれん草とえのきのお浸し	53	17	1.9	0.3	3.4	429	26	1.3	0.5	175	0.11	0.14	18	0.06	0	2.2	0.5
	長芋の梅肉あえ	53	41	0.9	0.1	8.5	186	9	0.2	0.2	0	0.04	0.01	2	0	0	0.5	0.7
	ごはん(胚芽精米)	53	251	4.1	0.9	54.6	77	8	0.3	1.1	0	0.12	0.02	0	0.02	0	1.2	0
	夕食合計		515	22.0	13.8	72.2	1088	202	4.1	3.2	306	0.42	0.48	60	0.58	213	6.1	2.4
	カジキとパプリカのいため物	55	158	14.1	7.8	7.1	461	14	0.7	0.7	57	0.07	0.11	62	0.77	50	1.2	1.6
	昼食に「豚カツ定食」を食べたら ヘルシー夕食献立②																	
	中国風刺し身	57	168	14.3	10.0	3.9	400	18	0.4	0.6	44	0.23	0.08	5	1.24	43	0.7	0.8
	れんこんとしめじのきんぴら	57	62	1.7	1.2	10.6	286	9	0.4	0.3	2	0.08	0.05	21	0.07	0	1.8	0.5
	オクラのおかかあえ	57	21	2.0	0.1	3.6	150	47	0.4	0.4	28	0.05	0.06	6	0.01	2	2.5	0.4

		掲載（ページ）	エネルギー (kcal)	たんぱく質 (g)	脂質 (g)	炭水化物 (g)	カリウム (mg)	カルシウム (mg)	鉄 (mg)	亜鉛 (mg)	ビタミンA（レチノール当量）(μg)	ビタミンB1 (mg)	ビタミンB2 (mg)	ビタミンC (mg)	n-3系多価不飽和脂肪酸 (g)	コレステロール (mg)	食物繊維 (g)	食塩相当量 (g)
昼食が外食だったときの夕食献立	ごはん（胚芽精米）	57	251	4.1	0.9	54.6	77	8	0.3	1.1	0	0.12	0.02	0	0.02	0	1.2	0
	夕食合計		502	22.1	12.2	72.7	913	82	1.5	2.4	74	0.48	0.21	32	1.34	45	6.2	1.7
	アジのアクアパッツァ	59	173	17.8	6.5	7.9	652	70	3.1	1.4	75	0.20	0.32	29	0.53	66	2.0	1.6
	昼食に「ラーメン」を食べたら　ヘルシー夕食献立③																	
	ブリの照り焼き	61	179	13.8	10.7	4.4	354	8	1.0	0.6	43	0.16	0.24	18	2.01	43	1.1	0.6
	豆苗のにんにくいため	61	33	2.5	1.3	2.9	116	9	0.5	0.3	195	0.12	0.15	37	0.07	0	1.7	0.3
	トマトのレモンサラダ	61	34	0.6	2.1	3.9	167	8	0.2	0.1	43	0.04	0.01	14	0.01	0	0.8	0.3
	ごはん（胚芽精米）	61	251	4.1	0.9	54.6	77	8	0.3	1.1	0	0.12	0.02	0	0.02	0	1.2	0
	夕食合計		497	21.0	15.0	65.8	714	33	2.0	2.1	281	0.44	0.43	69	2.11	43	4.8	1.2
	厚揚げの野菜あんかけ	63	197	12.8	11.6	10.5	341	257	2.9	1.4	105	0.14	0.10	7	0.75	0	2.7	0.7
朝食	1品これだけ																	
	ミートソースのピザトースト	64	366	19.3	13.9	42.2	789	32	3.1	3.9	73	0.28	0.28	19	0.10	40	7.1	3.0
	野菜ジュースのリゾット	65	335	17.2	6.9	49.2	519	153	0.9	2.1	86	0.35	0.22	16	0.06	39	2.3	2.0
	野菜たっぷりお好み焼き	66	412	17.2	11.7	55.4	490	127	2.0	1.4	71	0.18	0.30	15	0.66	165	4.0	1.9
	ツナトースト	67	378	14.1	17.7	42.3	473	36	1.6	1.3	43	0.22	0.13	36	1.00	19	5.1	1.3
	サケときゅうりの混ぜずし	67	374	17.5	12.0	46.3	317	105	1.8	2.0	91	0.20	0.29	5	0.83	229	2.0	1.4
	主食+1品で																	
	豚肉とコロコロ野菜の具だくさんスープ	68	139	15.6	1.4	16.0	697	26	1.1	1.6	1	0.67	0.20	30	0.01	39	2.1	1.5
	白菜のクリームスープ	69	127	10.4	5.3	12.3	588	167	0.8	1.3	66	0.33	0.35	60	0.05	23	3.6	1.7
	里芋入り納豆汁	69	86	5.4	2.3	11.4	528	33	1.2	0.6	0	0.07	0.13	4	0.17	0	3.1	1.4
	シラスと三つ葉入り卵焼き	70	136	9.0	8.4	4.2	220	59	1.2	0.8	116	0.05	0.24	5	0.33	234	0.6	1.1
	ほうれん草の卵とじ	71	143	10.0	8.8	4.6	461	84	2.4	1.3	70	0.10	0.34	18	0.37	210	1.5	1.0
	サケのマリネ風	71	134	13.7	6.7	1.0	204	11	0.3	0.2	14	0.09	0.10	1	1.45	38	0.6	1.5
主菜	肉																	
	鶏肉ときのこの和風マリネ	74	257	19.2	14.5	11.0	666	29	0.9	2.2	57	0.21	0.35	16	0.09	99	4.1	1.8
	鶏肉のごまみそ焼き	75	236	21.9	10.1	10.9	541	101	1.8	2.6	93	0.15	0.27	31	0.10	92	2.6	1.7
	牛肉のオイスターソースいため	76	261	20.0	16.2	8.6	722	22	2.1	4.4	24	0.30	0.52	13	0.29	55	3.1	1.0
	豚肉のパン粉ソテー	77	272	19.4	13.0	18.1	647	36	1.3	2.0	181	0.82	0.24	35	0.09	54	2.7	1.5
	魚																	
	タラのパン粉焼き ヨーグルトソース	80	247	23.5	10.5	13.1	643	99	1.1	1.2	85	0.20	0.28	47	0.52	118	2.4	1.2
	アジの南蛮揚げ	81	256	19.7	11.4	16.9	607	101	2.2	1.0	133	0.13	0.26	19	1.15	69	2.8	1.8
	シーフードのワイン蒸し	82	256	26.3	8.5	16.5	839	60	1.4	2.6	69	0.16	0.16	19	0.75	191	4.4	1.5
	エビのカレーヨーグルト煮	83	243	20.7	11.3	13.7	529	177	1.3	2.3	36	0.19	0.17	7	0.26	129	3.0	0.8

分類	料理名	掲載(ページ)	エネルギー(kcal)	たんぱく質(g)	脂質(g)	炭水化物(g)	カリウム(mg)	カルシウム(mg)	鉄(mg)	亜鉛(mg)	ビタミンA(レチノール当量)(μg)	ビタミンB₁(mg)	ビタミンB₂(mg)	ビタミンC(mg)	n-3系多価不飽和脂肪酸(g)	コレステロール(mg)	食物繊維(g)	食塩相当量(g)
野菜たっぷりの副菜	大根とわかめのサラダ	85	31	1.7	0.3	7.5	315	77	0.5	0.2	61	0.05	0.06	14	0	0	3.6	1.0
	キャベツとコーンのサラダ	85	69	2.7	2.7	10.0	250	35	0.6	0.5	24	0.07	0.09	57	0.16	0	3.2	0.6
	青梗菜のホタテあんかけ	86	41	3.7	0.3	4.6	307	109	1.2	0.7	170	0.03	0.08	24	0.01	9	1.2	1.2
	ふろふき大根 ゆずみそかけ	87	46	1.3	0.5	9.7	338	40	0.5	0.2	1	0.03	0.02	15	0.03	0	2.0	0.6
	小松菜とまいたけの煮浸し	87	36	3.2	0.3	5.9	556	138	2.5	0.5	208	0.18	0.31	31	0.05	0	2.6	0.5
	ラタトゥイユ	88	65	2.0	2.3	10.7	418	31	0.6	0.4	36	0.09	0.06	44	0.02	1	3.1	0.6
	そら豆のベーコンソテー	89	93	7.7	2.1	12.2	374	19	1.3	1.0	10	0.23	0.18	17	0.01	4	2.6	0.5
	もやしとにらの卵とじ	89	83	5.0	5.8	3.2	245	35	0.9	0.6	125	0.07	0.19	11	0.25	105	1.7	0.6
	小かぶと油揚げの煮物	90	75	3.5	3.5	7.2	343	94	1.0	0.4	35	0.06	0.07	30	0.22	0	1.9	0.6
	カリフラワーのスープ煮	91	37	3.2	0.3	7.8	355	25	0.6	0.6	11	0.10	0.12	63	0	0	3.1	1.2
	白菜とさやえんどうのみそ汁	91	43	2.8	0.9	7.1	249	44	0.7	0.3	11	0.06	0.06	21	0.06	0	2.0	1.1
どんぶり・めん類	きのこ入り親子丼	92	418	21.0	8.0	63.8	564	50	2.0	3.0	90	0.30	0.53	7	0.11	247	3.4	1.7
	簡単ビビンバ	93	457	22.7	11.7	62.5	816	67	2.3	4.6	212	0.29	0.29	22	0.18	46	4.4	0.7
	アサリのショートパスタ	94	397	14.5	7.2	62.7	400	76	3.4	1.9	21	0.19	0.16	25	0.10	20	3.8	1.6
	ピリ辛冷やし中華	95	446	18.4	8.9	69.6	728	74	1.7	1.4	85	0.28	0.25	24	0.17	115	4.4	3.2
	三色ごはん	96	439	19.4	11.4	60.3	299	29	1.9	2.0	98	0.22	0.34	9	0.20	240	1.9	1.5
	中華丼	97	404	17.6	7.8	63.2	592	68	1.5	2.3	112	0.57	0.26	13	0.09	93	3.6	1.6
作りおきできる小さなおかず	なすとじゃこの煮物	98	55	5.4	0.4	6.3	249	68	0.4	0.5	30	0.07	0.06	3	0.09	40	1.8	1.5
	わかめと切り干し大根のいり煮	99	48	1.8	1.8	7.3	285	70	1.0	0.4	15	0.04	0.04	2	0.07	0	2.7	0.8
	竹の子とふきのおかか煮	99	42	3.2	0.2	6.9	323	18	0.4	0.4	2	0.03	0.08	4	0.01	2	1.9	0.8
	ぜんまいのいり煮	100	74	2.0	4.7	4.5	47	24	0.4	0.2	34	0.01	0.02	0	0.25	0	1.7	0.9
	五目豆カレー風味	101	84	4.1	1.2	14.7	400	39	1.0	0.4	70	0.11	0.02	18	0.05	0	4.6	0.6
	簡単コールスローサラダ	101	45	0.7	3.1	4.1	114	23	0.2	0.1	36	0.02	0.02	21	0.03	0	1.0	0.2
組み合わせて作るお弁当	混ぜずしでカラフル弁当																	
	サケときゅうりの混ぜずし	102	374	17.5	12.0	46.3	317	105	1.8	2.0	91	0.20	0.29	5	0.83	229	2.0	1.4
	そら豆のベーコンソテー	102	93	7.7	2.1	12.2	374	19	1.3	1.0	10	0.23	0.18	17	0.01	4	2.6	0.5
	竹の子とふきのおかか煮	102	42	3.2	0.2	6.9	323	18	0.4	0.4	2	0.03	0.08	4	0.01	2	1.9	0.8
	フルーツ（オレンジ）	102	39	1.0	0.1	9.8	140	21	0.3	0.3	10	0.10	0.03	40	0	0	0.8	0
	合計		548	29.4	14.4	75.2	1154	163	3.8	3.9	113	0.56	0.56	66	0.85	235	7.3	2.7
	魚と野菜でボリューム弁当																	
	アジの南蛮焼き	103	256	19.7	11.4	16.9	607	101	2.2	1.0	133	0.13	0.26	19	1.15	69	2.8	1.8
	里芋とごぼうの煮物	103	76	2.2	0.2	15.9	488	25	0.6	0.5	68	0.07	0.04	4	0	0	3.1	1.0
	フルーツ（いちご）	103	20	0.5	0.1	5.1	102	10	0.2	0.1	1	0.02	0.01	37	0.01	0	0.8	0
	ごはん(胚芽精米)+ゆかりふりかけ	103	251	4.1	0.9	54.6	77	8	0.3	1.1	0	0.12	0.02	0	0.02	0	1.2	0
	合計		603	26.5	12.6	92.5	1274	144	3.3	2.7	202	0.34	0.33	60	1.18	69	7.9	2.8

付録

＼ メモして改善！ ／
脂肪肝 撃退 手帳

脂肪肝の人は、無意識のうちに食べすぎていることが多いもの。毎日、どんなものをどのくらいの量食べているのか、どの程度体を動かしているのかを記録すると、改めて自分の生活習慣を見つめ直すことができます。体重や体脂肪率の変化も同時に記録すれば、食事や運動が体にどんな影響を与えているのか実感できるはずです。改善ポイントを見つけて、少しずつ生活習慣を変えていきましょう！

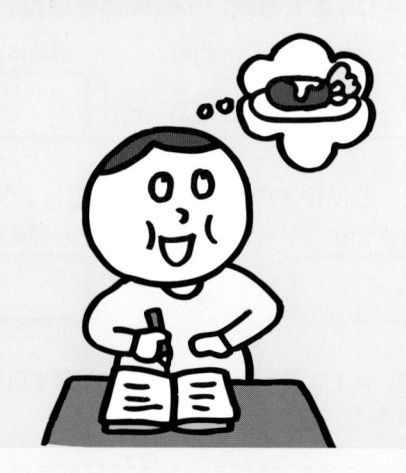

まず最初に現在の状態をチェック！

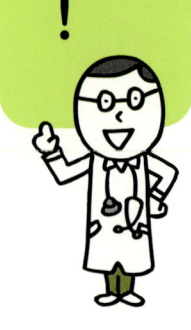

血液検査のおもな数値と、身長、体重、BMI（肥満指数）を記入しましょう。現状に合わせて、最終的な目標体重も設定します。

検査の数値は？

- AST（GOT） 基準値：10～35U/L ▢
- ALT（GPT） 基準値：5～30U/L ▢
- γ-GTP 基準値：50U/L 以下（男性） 30U/L 以下（女性） ▢

肥満度は？

- 身長 ▢ cm ＝ ▢ m
- 体重 ▢ kg
- BMI（肥満指数） ▢　※ BMI が 25 以上は肥満！

$$BMI = \frac{体重(kg)}{身長(m)} \div 身長(m)$$

目標体重を設定しよう

● BMI が 25 以上だった人は、まず BMI25 の体重を目指しましょう。

身長(m) ▢ × 身長(m) ▢ × BMI 25 ＝ 目標体重(kg) ▢

● BMI が 25 未満の人は、BMI22 の体重を目指しましょう。

身長(m) ▢ × 身長(m) ▢ × BMI 22 ＝ 目標体重(kg) ▢

※上の数字はどちらも最終目標。まずは 1 か月に 2～3kg の減量を目安に、食事療法と運動にとり組んでください。

今日からスタート！脂肪肝撃退手帳の記入の仕方

まずは、記入することから始めましょう。食事日記は10日間分、体重グラフは4週間分です。記入するだけでもダイエットの効果が期待できます。

食事日記

食事
食べたものを、主食・主菜・副菜などのグループごとに記入。間食は「その他」の欄に。いつ、どこで、だれと食べたかも記録しておきましょう。

体重・体脂肪率
体重は、毎日同じタイミングで測ります（朝起きてすぐ、夜寝る前など）。余裕があれば一日2回測りましょう。体脂肪率を測れる体重計があれば、体脂肪率も記録します。

排便
体重の変化に大きく関係します。マークで記録しましょう。
○…快便
△…コチコチ or 下痢ぎみ
×…出なかった or ひどい下痢

生活・運動
その日どれくらい体を動かしたかを、散歩や家事などの生活活動と、ウォーキングや体操などの運動に分けて記録します。

MEMO
感想や気づいたことをメモしておきましょう。

体重グラフ

体重
STARTの位置に開始日の体重を、上下の空欄にも数字を記入。毎日の体重は、グラフとして記録します。（1目盛りは100gです。）

体脂肪率
体重と同様に、グラフの右側に数字を記入。毎日の体脂肪率は、体重と別の色のグラフとして記録。（1目盛りは0.1％です。）

腹囲・血圧・歩行数
腹囲（へそまわり）、血圧、歩行数や運動の有無などを記入。腹囲のサイズは、内臓脂肪の蓄積具合の目安です。

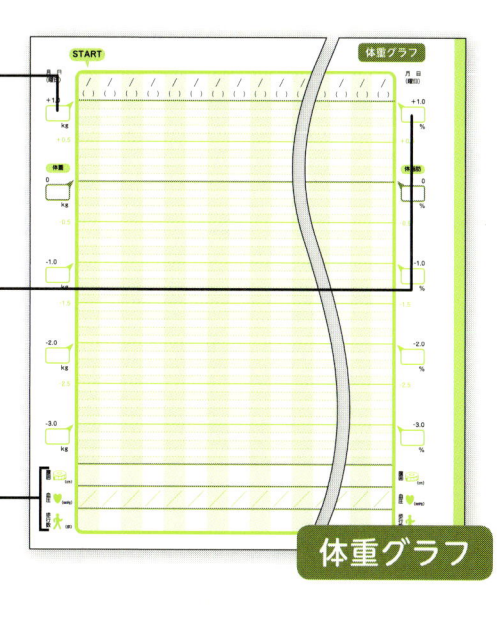

※もっと続けたいときは、『30日ダイエット手帳』や『メタボ手帳』（ともに女子栄養大学出版部・カバー後袖参照）のご活用をおすすめします。

1日目

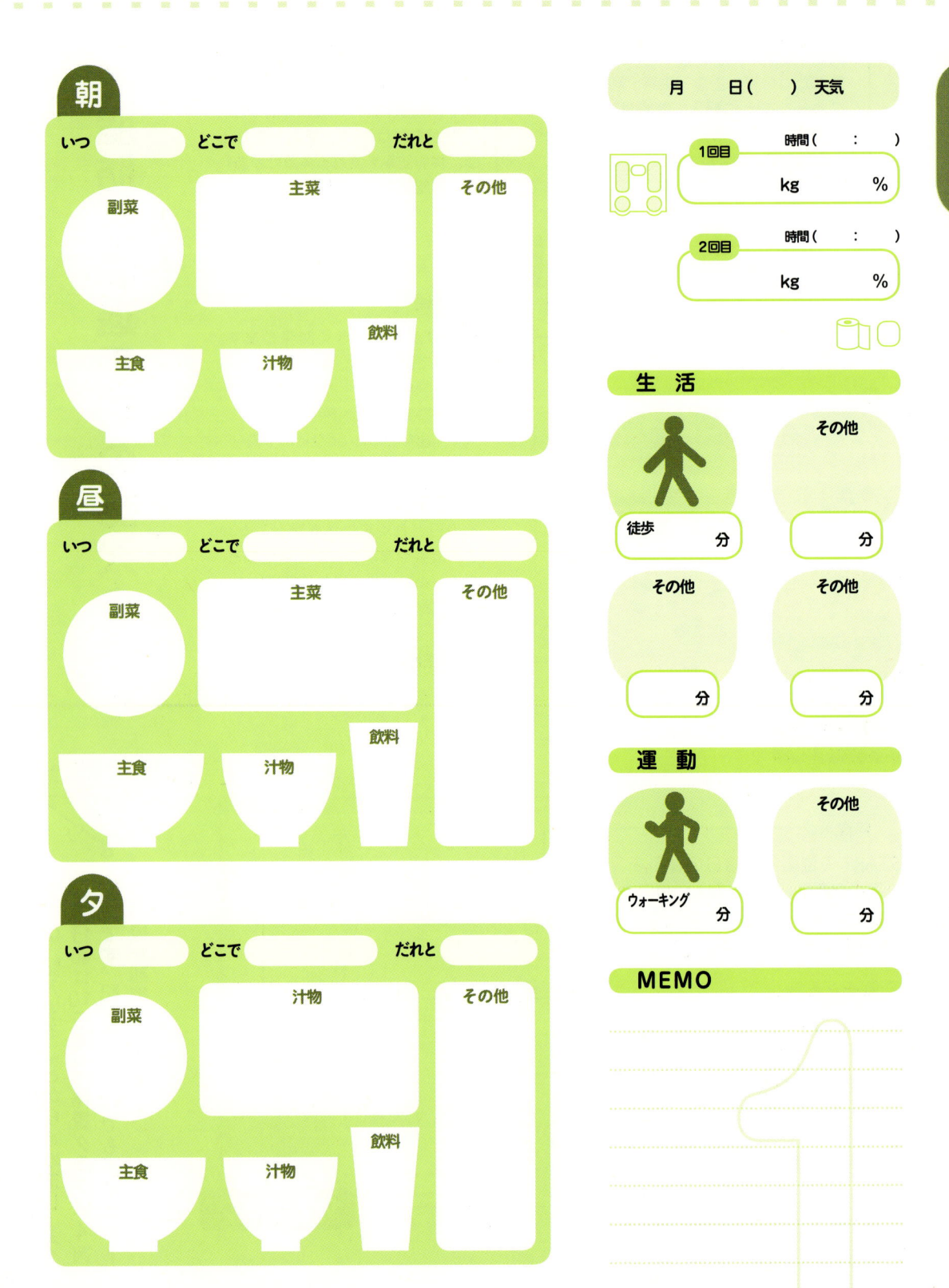

朝
- いつ
- どこで
- だれと
- 副菜
- 主菜
- その他
- 主食
- 汁物
- 飲料

昼
- いつ
- どこで
- だれと
- 副菜
- 主菜
- その他
- 主食
- 汁物
- 飲料

夕
- いつ
- どこで
- だれと
- 副菜
- 汁物
- その他
- 主食
- 汁物
- 飲料

月　　日（　）天気

1回目　時間（　：　）　kg　　%

2回目　時間（　：　）　kg　　%

生活
- 徒歩　　分
- その他　　分
- その他　　分
- その他　　分

運動
- ウォーキング　　分
- その他　　分

MEMO

2日目

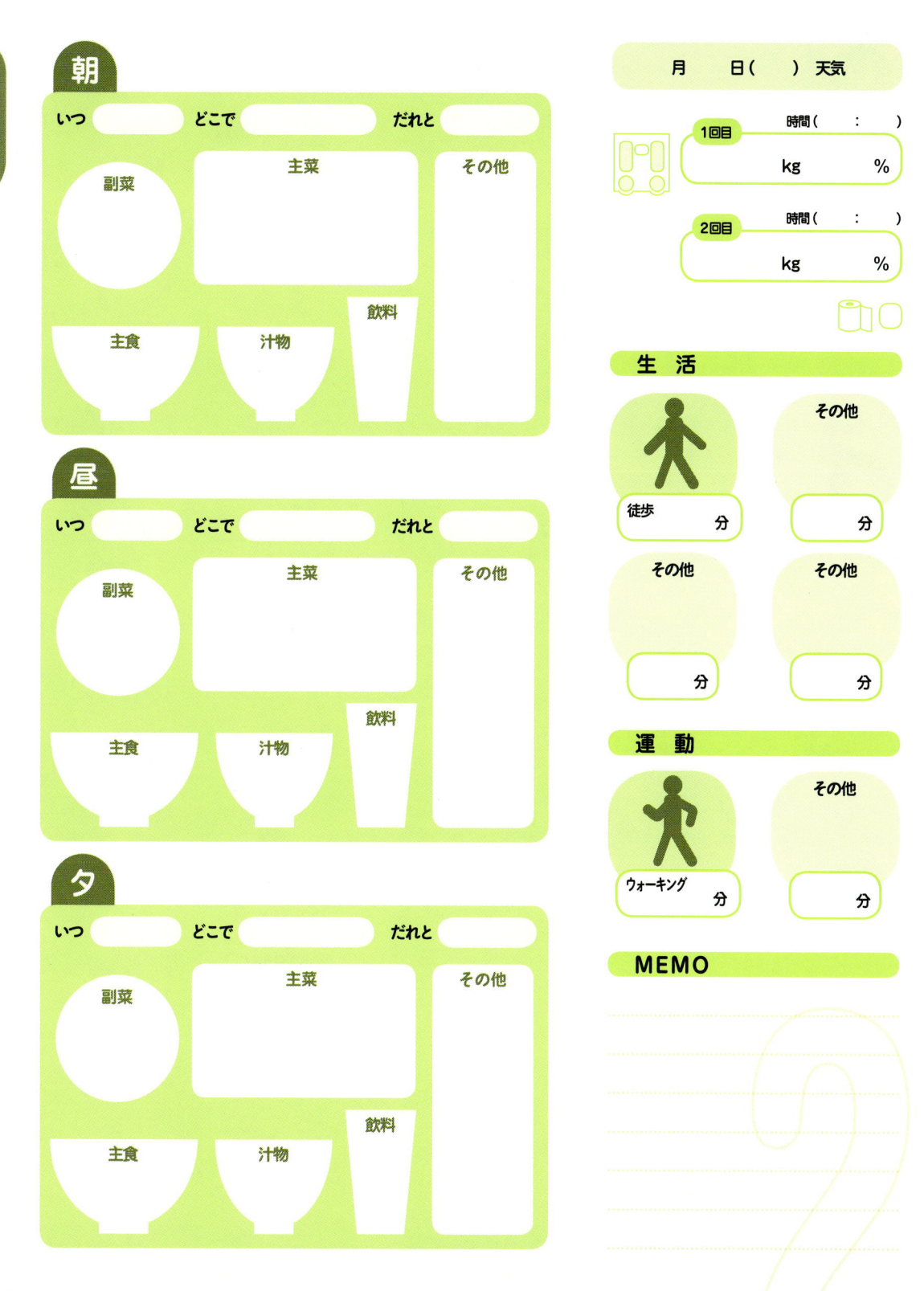

朝
- いつ
- どこで
- だれと
- 副菜
- 主菜
- その他
- 主食
- 汁物
- 飲料

昼
- いつ
- どこで
- だれと
- 副菜
- 主菜
- その他
- 主食
- 汁物
- 飲料

夕
- いつ
- どこで
- だれと
- 副菜
- 主菜
- その他
- 主食
- 汁物
- 飲料

月　　日（　）天気

1回目　時間（　：　）　kg　　％

2回目　時間（　：　）　kg　　％

生活
- 徒歩　　分
- その他　　分
- その他　　分
- その他　　分

運動
- ウォーキング　　分
- その他　　分

MEMO

3日目

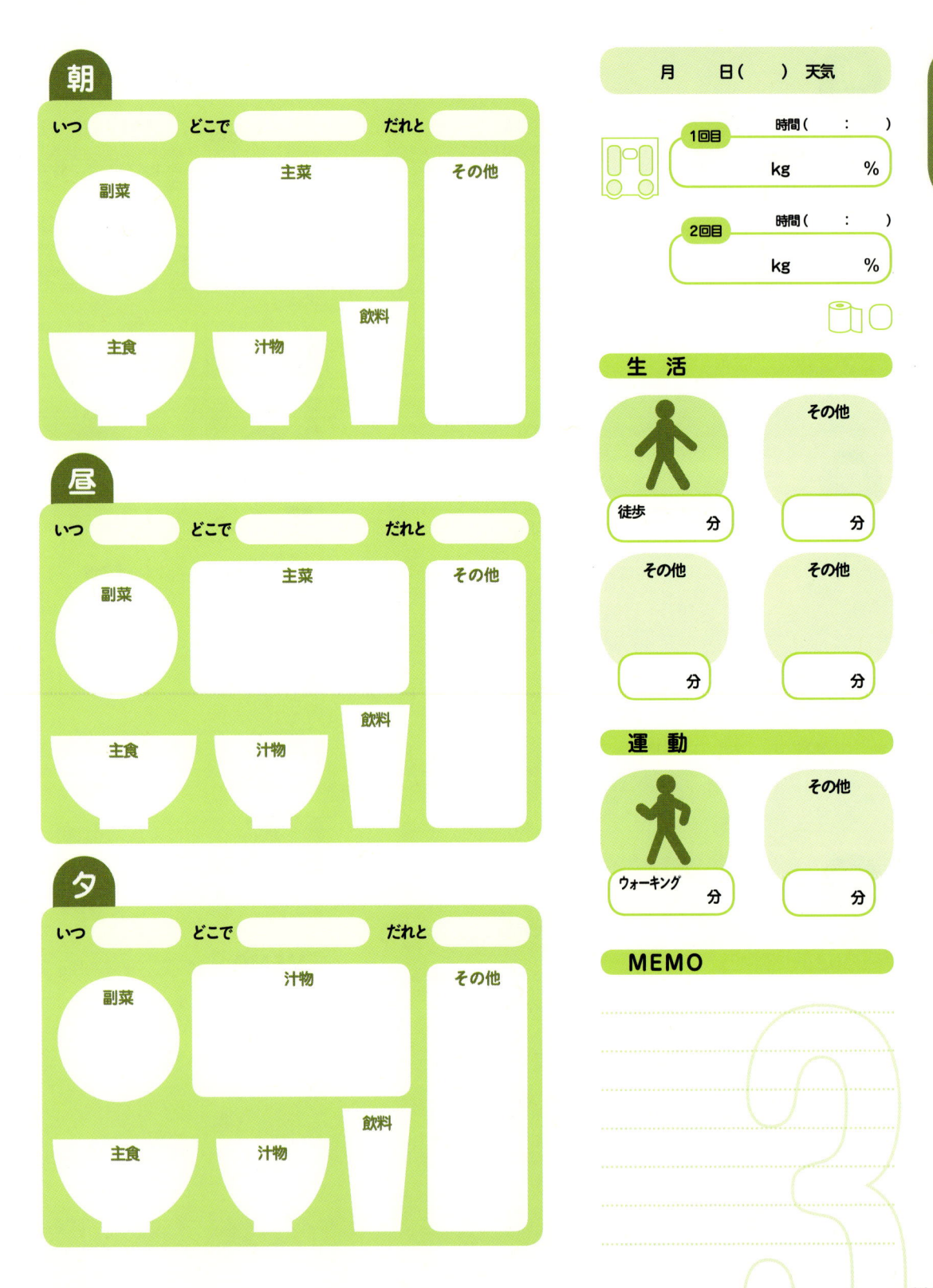

　月　日（　）天気

1回目　時間（　：　）
　　　kg　　　％

2回目　時間（　：　）
　　　kg　　　％

朝

- いつ
- どこで
- だれと
- 副菜
- 主菜
- その他
- 主食
- 汁物
- 飲料

昼

- いつ
- どこで
- だれと
- 副菜
- 主菜
- その他
- 主食
- 汁物
- 飲料

夕

- いつ
- どこで
- だれと
- 副菜
- 汁物
- その他
- 主食
- 汁物
- 飲料

生活

- 徒歩　　分
- その他　　分
- その他　　分
- その他　　分

運動

- ウォーキング　　分
- その他　　分

MEMO

4日目

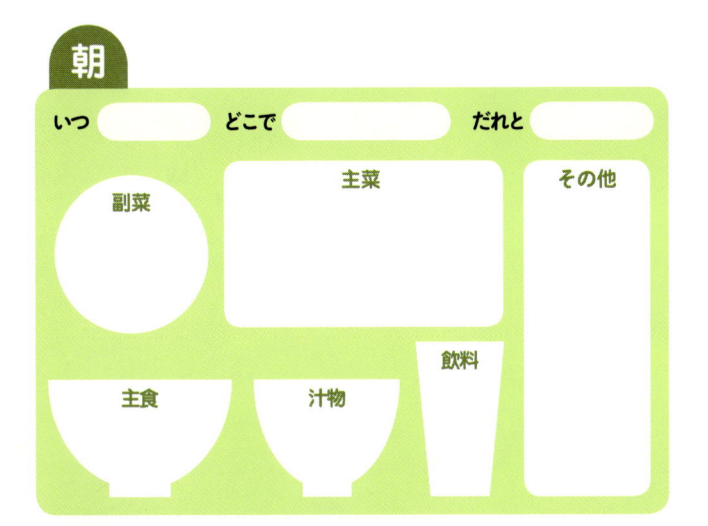

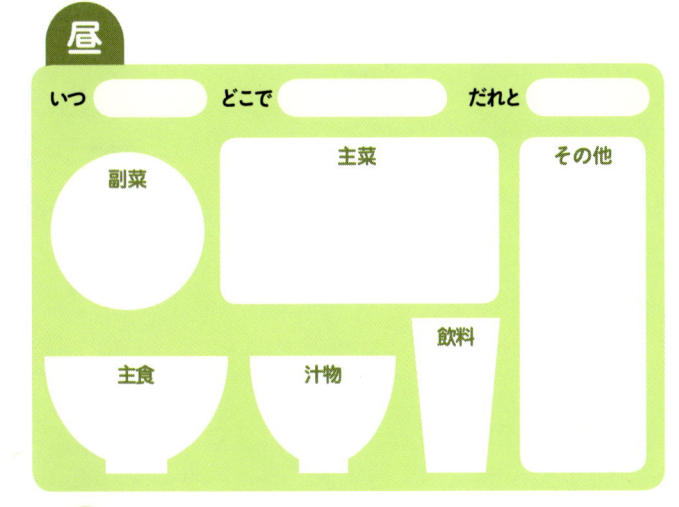

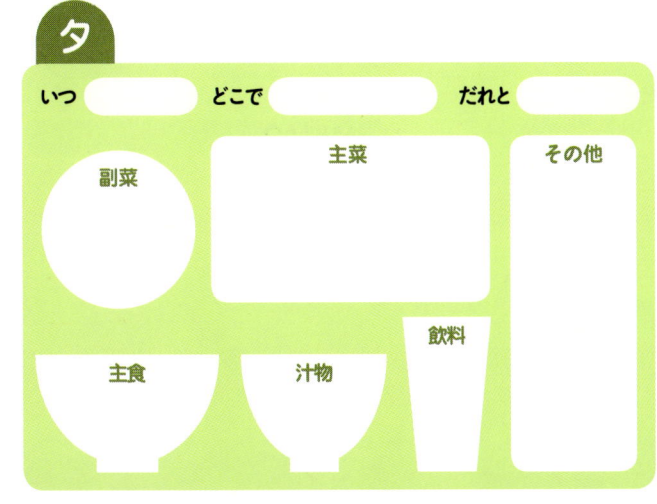

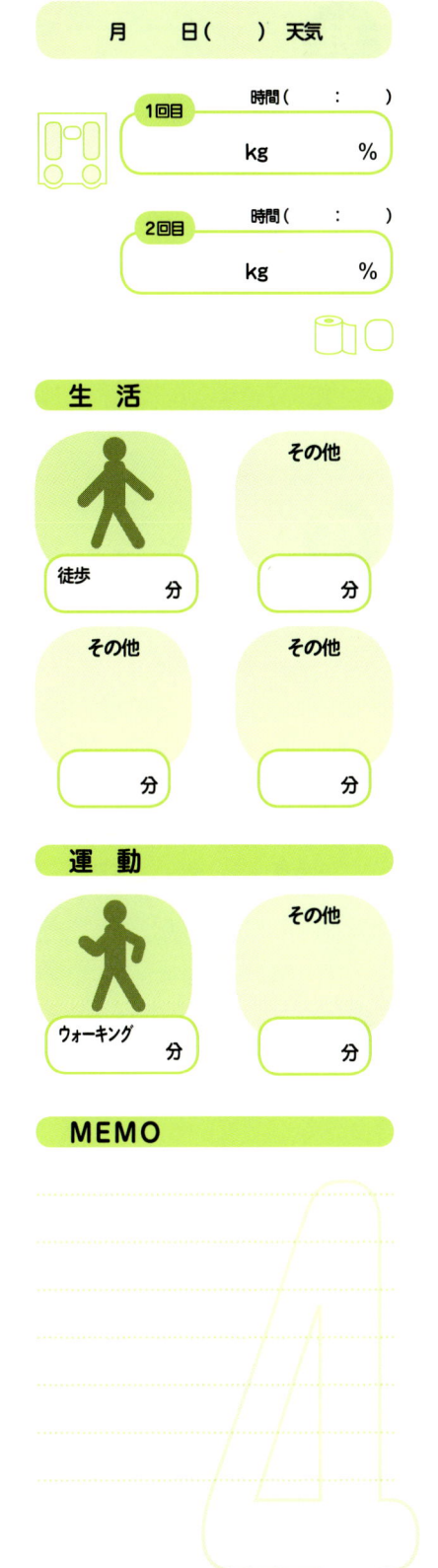

朝
- いつ
- どこで
- だれと
- 副菜
- 主菜
- その他
- 主食
- 汁物
- 飲料

昼
- いつ
- どこで
- だれと
- 副菜
- 主菜
- その他
- 主食
- 汁物
- 飲料

夕
- いつ
- どこで
- だれと
- 副菜
- 主菜
- その他
- 主食
- 汁物
- 飲料

　　月　　日（　）天気

1回目　時間（　：　）　kg　　％

2回目　時間（　：　）　kg　　％

生活
- 徒歩　分
- その他　分
- その他　分
- その他　分

運動
- ウォーキング　分
- その他　分

MEMO

5日目

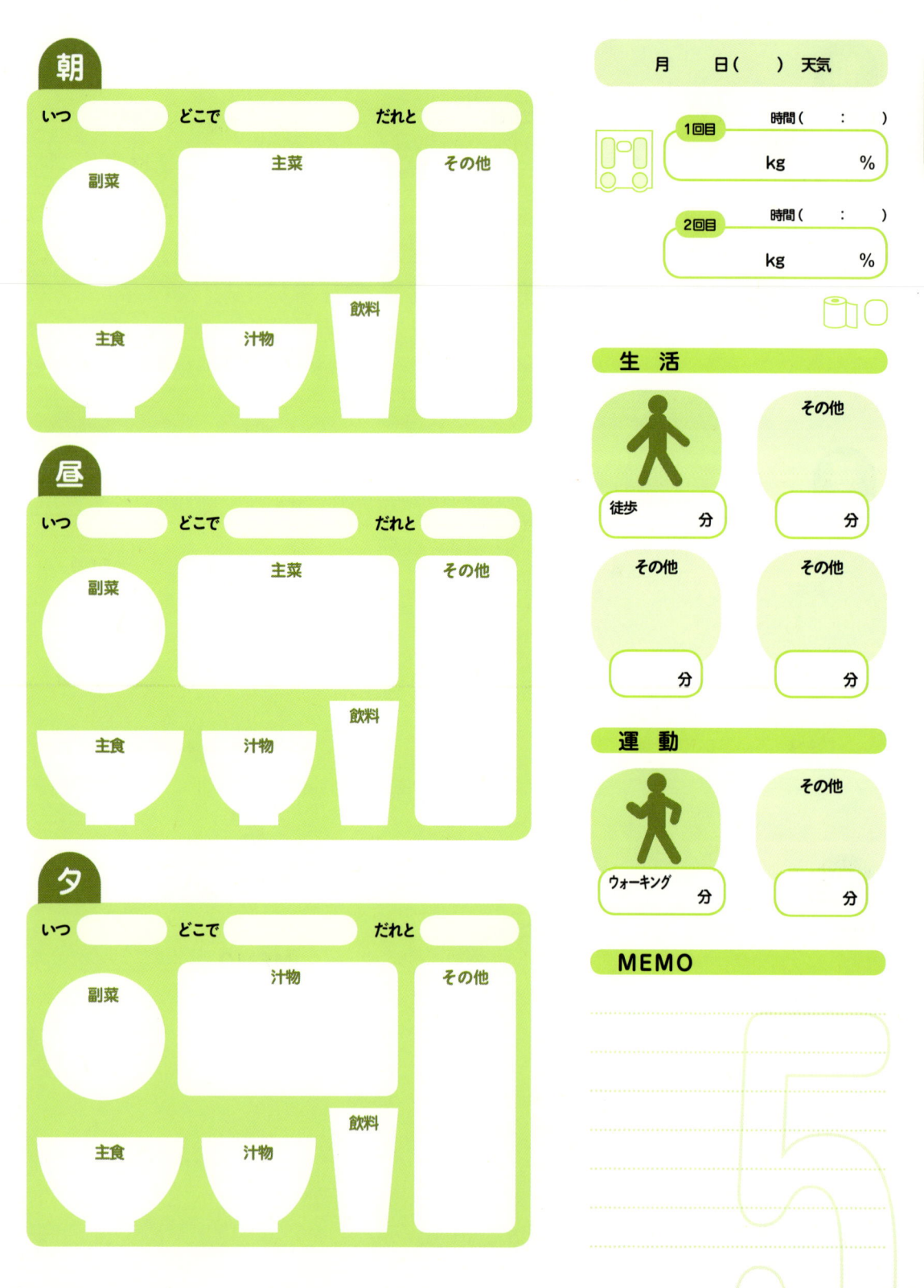

朝
- いつ：
- どこで：
- だれと：
- 副菜
- 主菜
- その他
- 主食
- 汁物
- 飲料

昼
- いつ：
- どこで：
- だれと：
- 副菜
- 主菜
- その他
- 主食
- 汁物
- 飲料

夕
- いつ：
- どこで：
- だれと：
- 副菜
- 汁物
- その他
- 主食
- 汁物
- 飲料

月　日（　）天気

- 1回目　時間（　：　）　kg　％
- 2回目　時間（　：　）　kg　％

生活
- 徒歩　　分
- その他　　分
- その他　　分
- その他　　分

運動
- ウォーキング　　分
- その他　　分

MEMO

120

6日目

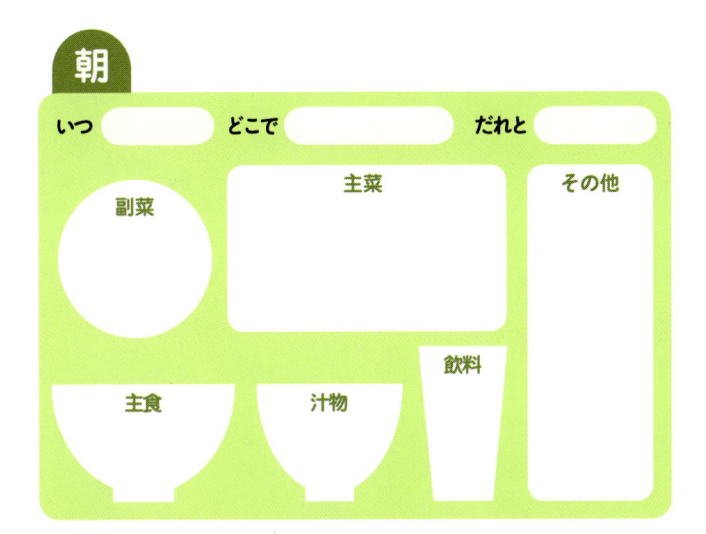

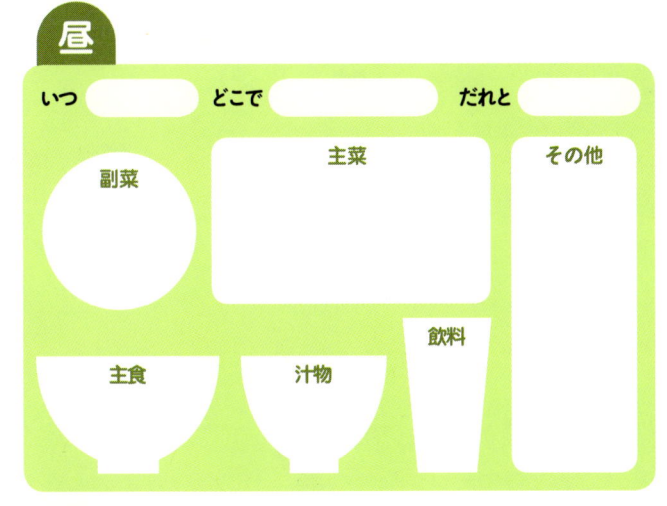

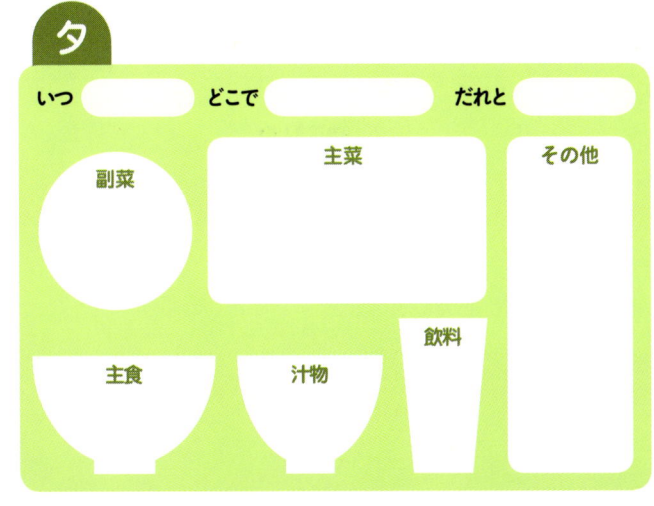

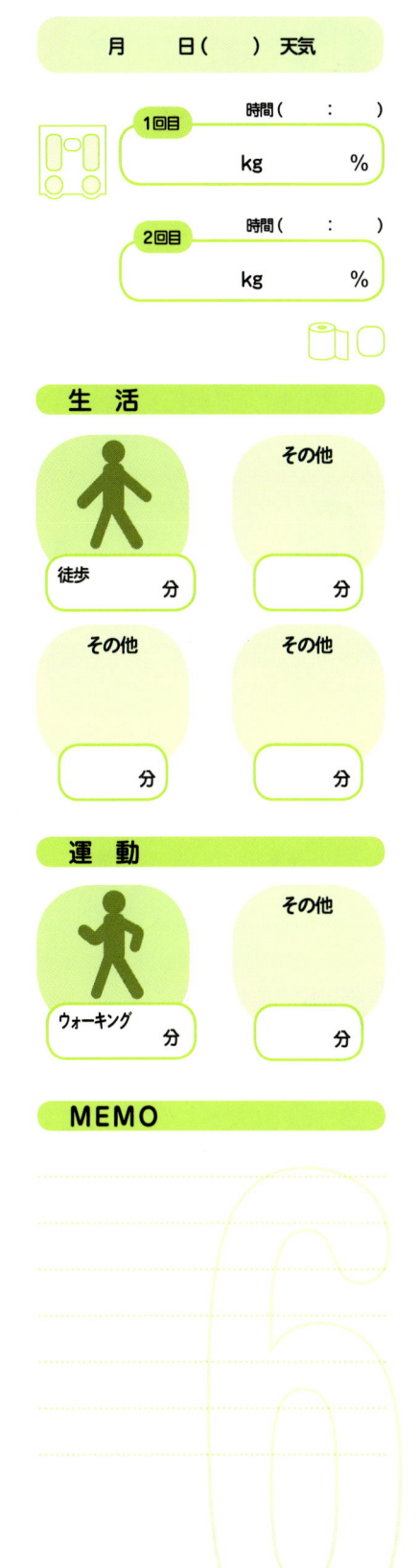

朝
- いつ
- どこで
- だれと
- 副菜
- 主菜
- その他
- 主食
- 汁物
- 飲料

昼
- いつ
- どこで
- だれと
- 副菜
- 主菜
- その他
- 主食
- 汁物
- 飲料

夕
- いつ
- どこで
- だれと
- 副菜
- 主菜
- その他
- 主食
- 汁物
- 飲料

月　　日（　）天気

1回目　時間（　：　）　kg　％
2回目　時間（　：　）　kg　％

生活
- 徒歩　　分
- その他　分
- その他　分
- その他　分

運動
- ウォーキング　分
- その他　分

MEMO

7日目

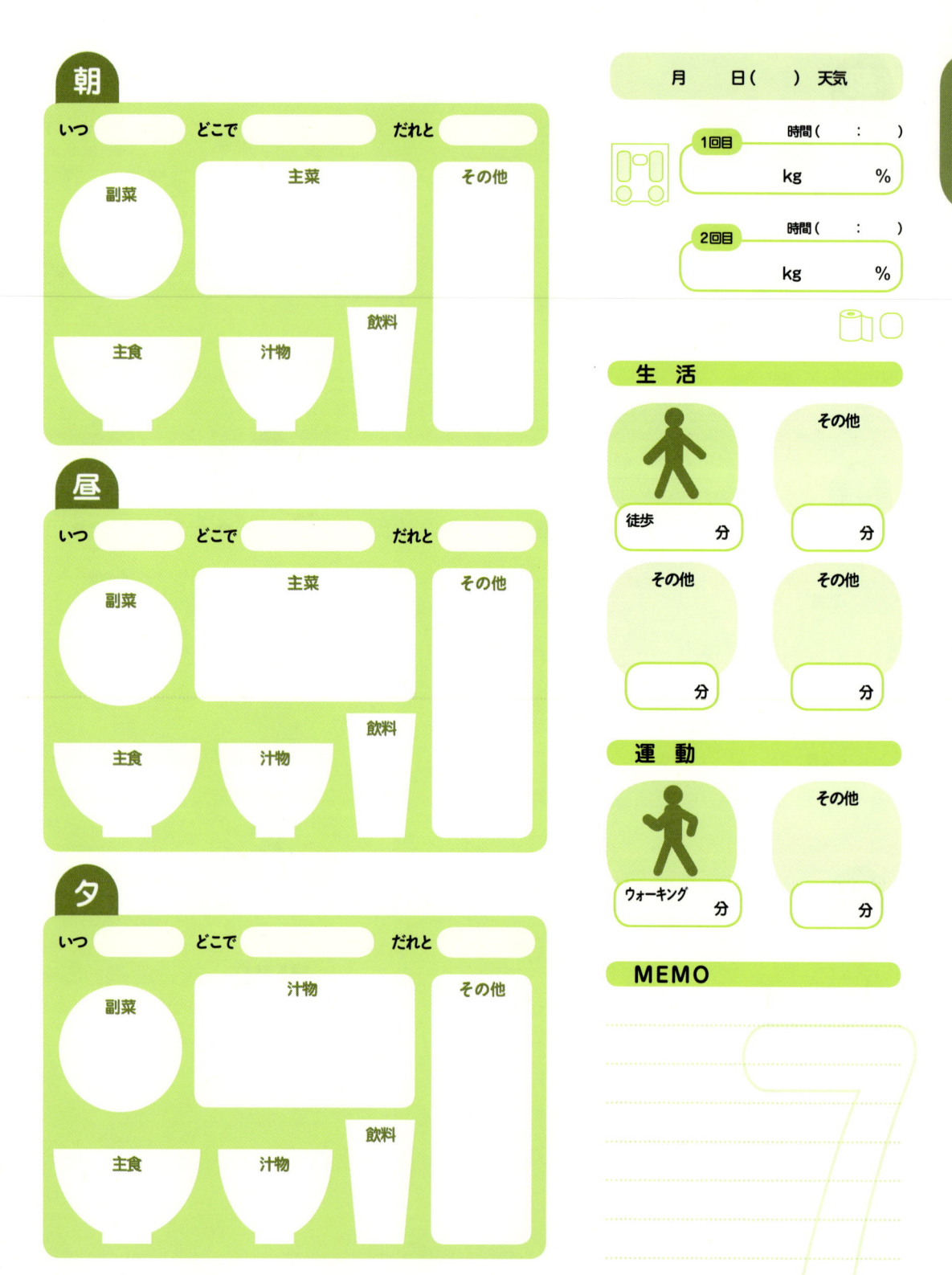

朝
- いつ / どこで / だれと
- 副菜 / 主菜 / その他
- 主食 / 汁物 / 飲料

昼
- いつ / どこで / だれと
- 副菜 / 主菜 / その他
- 主食 / 汁物 / 飲料

夕
- いつ / どこで / だれと
- 副菜 / 汁物 / その他
- 主食 / 汁物 / 飲料

　　月　　日（　）天気

- 1回目　時間（　：　）　　kg　　％
- 2回目　時間（　：　）　　kg　　％

生活
- 徒歩　　分
- その他　　分
- その他　　分
- その他　　分

運動
- ウォーキング　　分
- その他　　分

MEMO

8日目

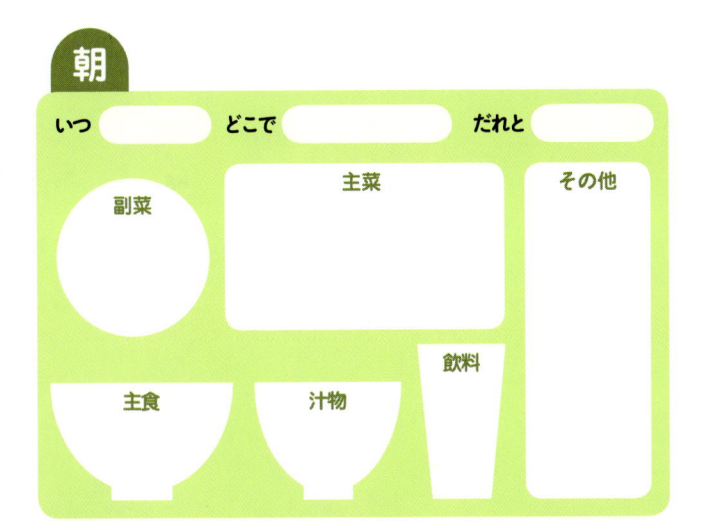

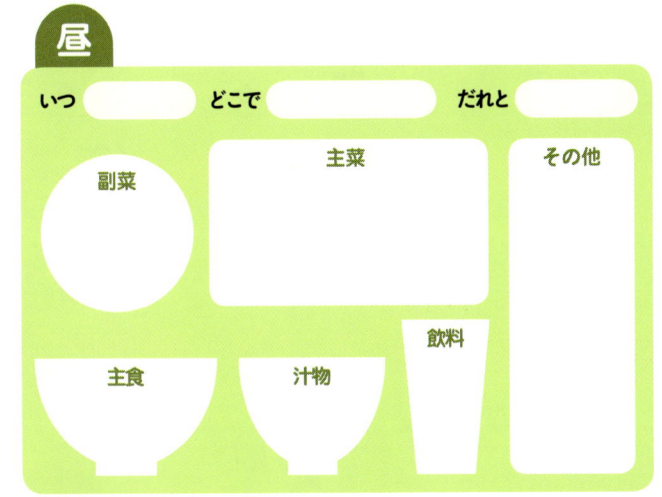

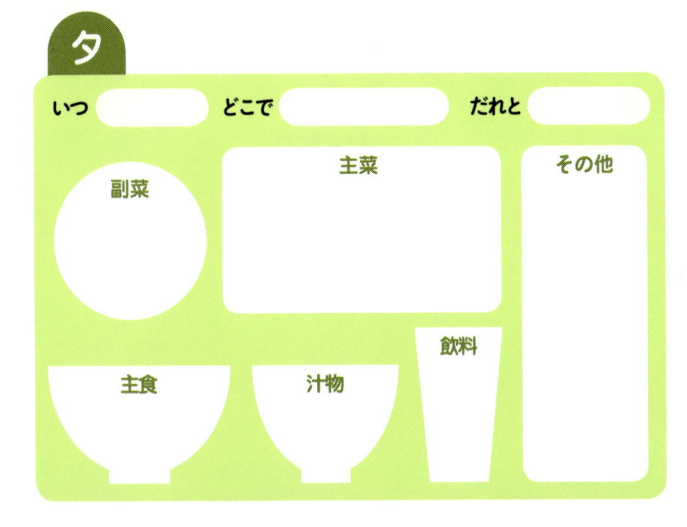

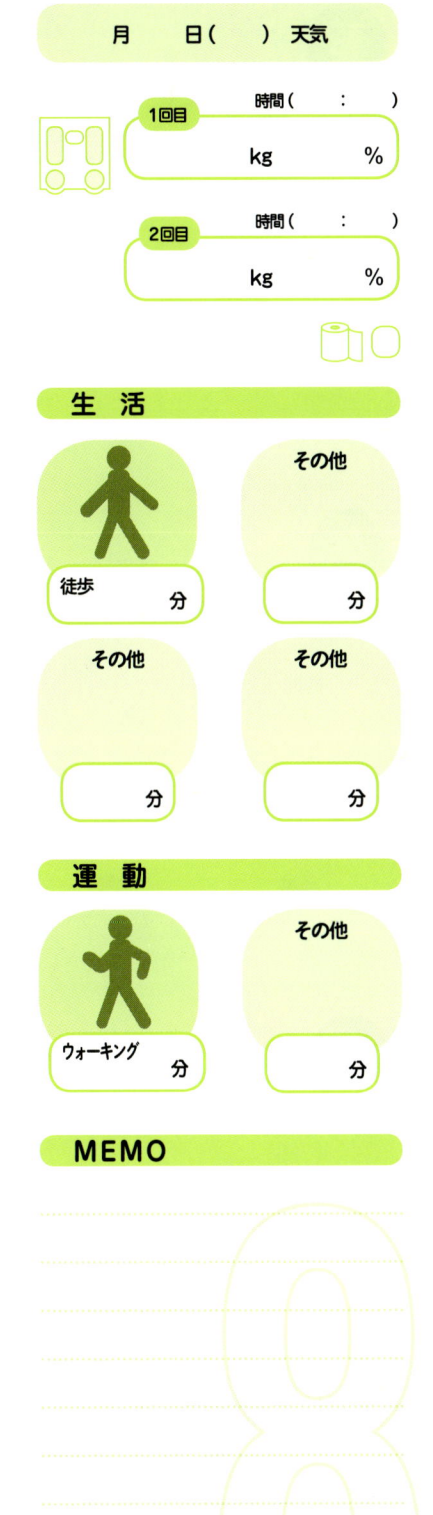

朝
- いつ
- どこで
- だれと
- 副菜
- 主菜
- その他
- 主食
- 汁物
- 飲料

昼
- いつ
- どこで
- だれと
- 副菜
- 主菜
- その他
- 主食
- 汁物
- 飲料

夕
- いつ
- どこで
- だれと
- 副菜
- 主菜
- その他
- 主食
- 汁物
- 飲料

月　　日（　）天気

1回目　時間（　：　）　kg　％
2回目　時間（　：　）　kg　％

生活
- 徒歩　　分
- その他　　分
- その他　　分
- その他　　分

運動
- ウォーキング　　分
- その他　　分

MEMO

9日目

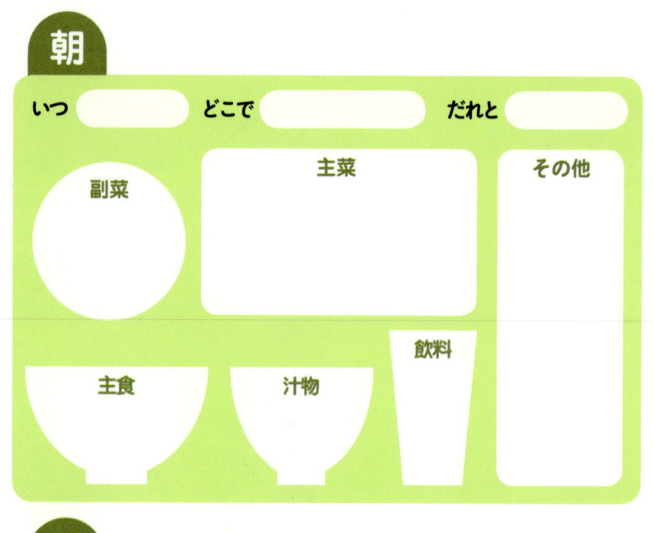

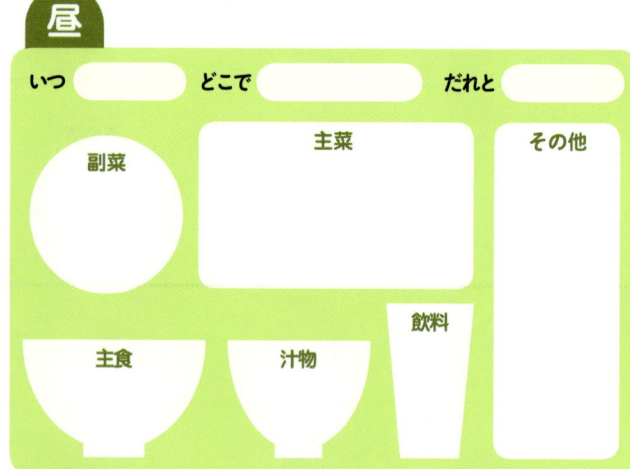

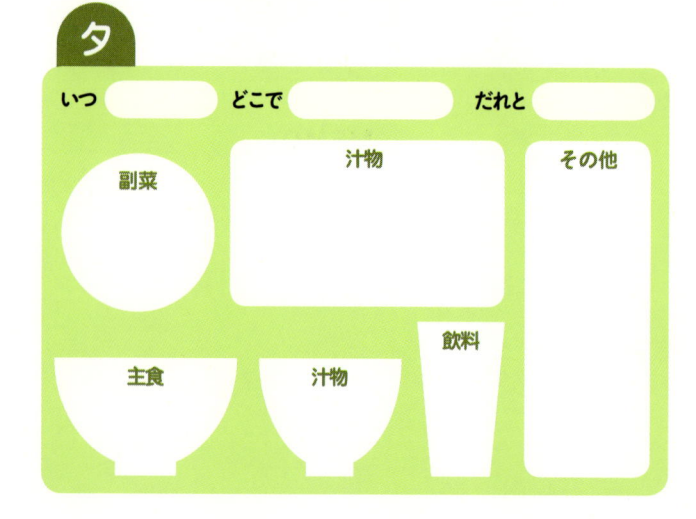

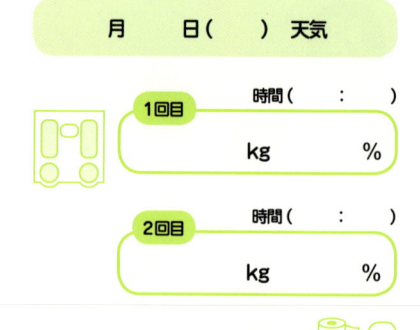

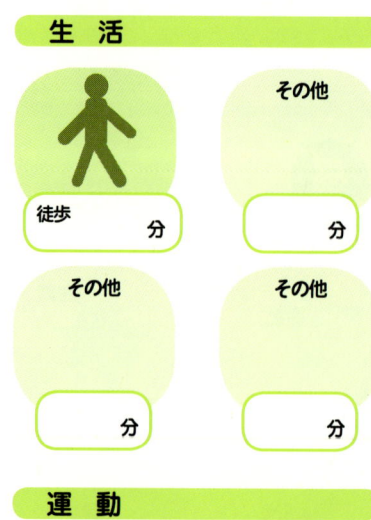

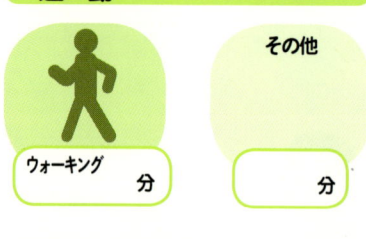

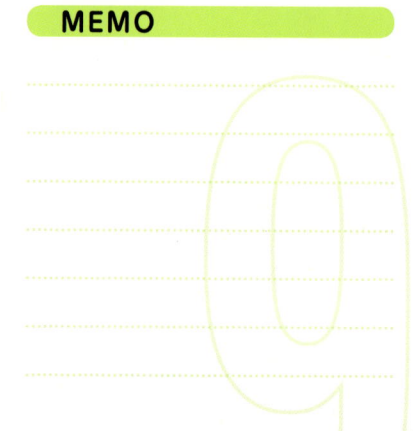

月　　日（　）天気

1回目 時間（　：　）　kg　　％

2回目 時間（　：　）　kg　　％

朝
- いつ
- どこで
- だれと
- 副菜
- 主菜
- その他
- 主食
- 汁物
- 飲料

昼
- いつ
- どこで
- だれと
- 副菜
- 主菜
- その他
- 主食
- 汁物
- 飲料

夕
- いつ
- どこで
- だれと
- 副菜
- 汁物
- その他
- 主食
- 汁物
- 飲料

生活
- 徒歩　　分
- その他　　分
- その他　　分
- その他　　分

運動
- ウォーキング　　分
- その他　　分

MEMO

10日目

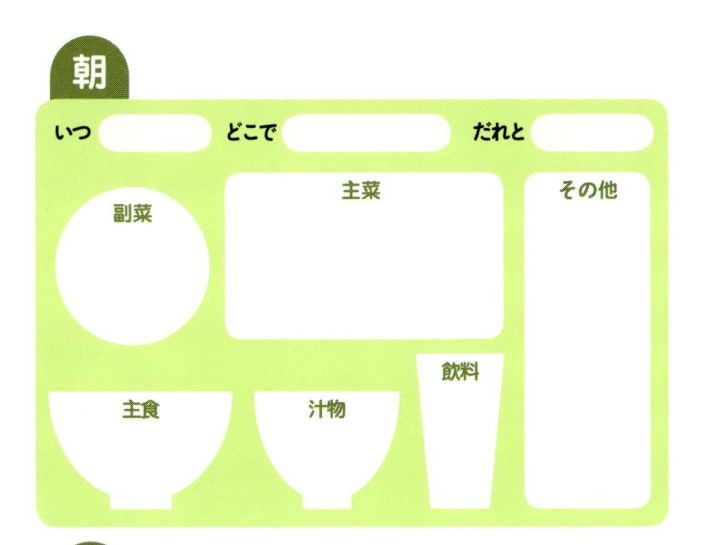

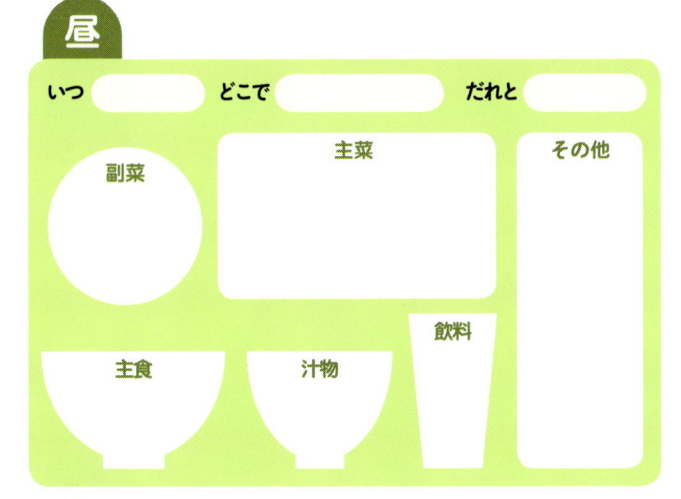

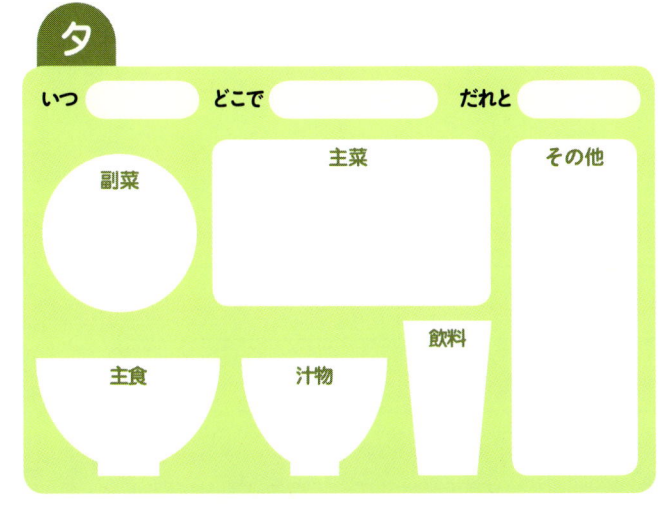

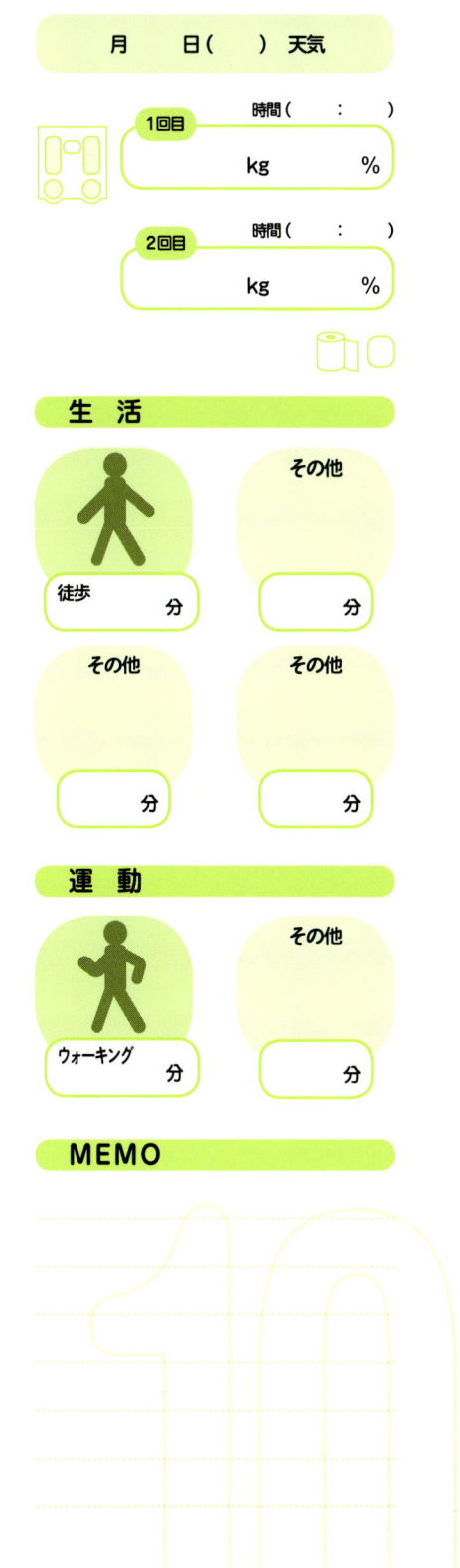

朝
- いつ
- どこで
- だれと
- 副菜
- 主菜
- その他
- 主食
- 汁物
- 飲料

昼
- いつ
- どこで
- だれと
- 副菜
- 主菜
- その他
- 主食
- 汁物
- 飲料

夕
- いつ
- どこで
- だれと
- 副菜
- 主菜
- その他
- 主食
- 汁物
- 飲料

月　　日（　）天気

1回目　時間（　：　）
kg　　%

2回目　時間（　：　）
kg　　%

生活
- 徒歩　　分
- その他　　分
- その他　　分
- その他　　分

運動
- ウォーキング　　分
- その他　　分

MEMO

体重グラフ

月 日 (曜日)												
/	/	/	/	/	/	/	/	/	/	/	/	/
( )	( )	( )	( )	( )	( )	( )	( )	( )	( )	( )	( )	( )

+1.0 ／ ％

+0.5

体脂肪

0 ／ ％

-0.5

-1.0 ／ ％

-1.5

-2.0 ／ ％

-2.5

-3.0 ／ ％

腹囲 (cm)

血圧 (mmHg)

歩行数 (歩)

START

月 日 (曜日)	/ ( )	/ ( )	/ ( )	/ ( )	/ ( )	/ ( )	/ ( )	/ ( )	/ ( )	/ ( )	/ ( )	/ ( )	/ ( )	/ ( )
+1.0 kg														
体重 0 kg														
-1.0 kg														
-2.0 kg														
-3.0 kg														
腹囲 (cm)														
血圧 (mmHg)														
歩行数 (歩)														

STAFF

料理作成 ● 検見﨑聡美
カバー・表紙・大扉デザイン ● 鈴木住枝（Concent,inc.）
カバーイラスト ● the rocket gold star
本文デザイン ● 川島梓（will）
DTP ● 小林真美、新井麻衣子（will）
撮影 ● 向村春樹（will）
スタイリング ● 片岡弘子（will）
イラスト ● the rocket gold star、工藤亜沙子
編集 ● 片岡弘子、清水理絵、滝沢奈美（will）
校正 ● 村井みちよ

参考資料 ● 『毎日の食事のカロリーガイド』
『30日ダイエット手帳』『メタボ手帳』
（すべて女子栄養大学出版部）

著者プロフィール

■ 医療監修
加藤眞三（かとう・しんぞう）
医学博士。慶應義塾大学看護医療学部教授、内科医。1980年慶應義塾大学医学部卒業、同大学院医学研究科終了後、ニューヨーク市 マウントサイナイ医学部研究員、東京都立広尾病院内科医長、慶應義塾大学医学部・内科学専任講師を経て、現職。専門分野は健康科学、病態科学。特に消化器内科、肝臓病を専門とする。主な著書に『慢性肝炎・肝硬変の安心ごはん』『胆石・胆のう炎・膵炎の安心ごはん』（ともに女子栄養大学出版部）、『肝臓病生活指導テキスト』（南江堂）、『肝臓病教室のすすめ』（メディカルレビュー社）、『患者の生き方：よりよい医療と人生の「患者学」のすすめ』『患者の力：患者学で見つけた医療の新しい姿』（ともに春秋社）等。

■ 栄養指導・献立作成
鈴木和子（すずき・かずこ）
慶應義塾大学病院食養管理室課長。管理栄養士。

大木いづみ（おおき・いづみ）
慶應義塾大学病院食養管理室主任。管理栄養士。

食事療法はじめの一歩シリーズ
肝臓の数値が異常といわれたら
脂肪肝・NASH（ナッシュ）・アルコール性肝炎の安心ごはん

2015年6月22日　初版第1刷発行

著者 ■ 加藤眞三、鈴木和子、大木いづみ
発行者 ■ 香川明夫
発行所 ■ 女子栄養大学出版部

〒170-8481　東京都豊島区駒込3-24-3
電話 ■ 03-3918-5411（営業）
　　　 03-3918-5301（編集）
ホームページ ■ http://www.eiyo21.com
振替 ■ 00160-3-84647
印刷所 ■ 凸版印刷株式会社

＊乱丁本・落丁本はお取り替えいたします
＊本書の内容の無断転載・複写を禁じます。また本書を代行業者等の第三者に依頼して
　電子複製を行うことは一切認められておりません。

ISBN978-4-7895-1877-2
©Shinzo Kato, Kazuko Suzuki, Izumi Oki 2015
Printed in Japan